社区护理学

主　编／常　铭

副主编／廖　健

编　委／刘　爽　卢　悦　邓晓红

罗祖宇　任　曦　杨雪玲

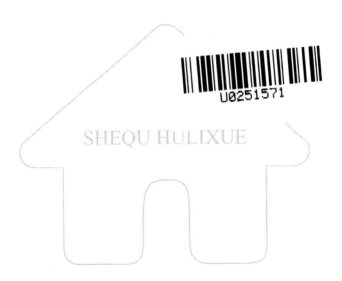

SHEQU HULIXUE

四川大学出版社

项目策划：王小碧
特约编辑：谢　瑞
责任编辑：周　艳
责任校对：张　澄
封面设计：墨创文化
责任印制：王　炜

图书在版编目（CIP）数据

社区护理学 / 常铭主编． — 成都 : 四川大学出版
社，2020.3（2024.1重印）
　　ISBN 978-7-5690-3290-1

　　Ⅰ．①社… Ⅱ．①常… Ⅲ．①社区－护理学 Ⅳ．
① R473.2

中国版本图书馆 CIP 数据核字（2019）第 291524 号

书名	社区护理学

主　　编	常　铭
出　　版	四川大学出版社
地　　址	成都市一环路南一段 24 号（610065）
发　　行	四川大学出版社
书　　号	ISBN 978-7-5690-3290-1
印前制作	四川胜翔数码印务设计有限公司
印　　刷	成都市新都华兴印务有限公司
成品尺寸	185mm×260mm
印　　张	10
字　　数	244 千字
版　　次	2020 年 3 月第 1 版
印　　次	2024 年 1 月第 2 次印刷
定　　价	39.80 元

四川大学出版社
微信公众号

前　言

　　近年来，国家的基层卫生建设逐渐完善，社区卫生服务中心日益增多。"社区卫生服务"是世界卫生组织提出的、预示全球卫生服务发展方向的新概念，其目的是让社区居民就近解决常见病看病难的问题，让居民公平地享有社区卫生服务，降低患者的医疗费用，促进社区卫生服务的健康发展。合理分配医疗资源，减少医疗资源的浪费，使以社区为单位的人群能够就近及时就诊。同时，医疗单位的双向转诊制度让看病不再难、小病不用等、大病不延误。但相对于社区居民的医疗需求，现今社区卫生服务队伍的配置相对不足，社区护士的专业素质相对较低，护士的数量也严重不足。因此，本书以临床和社区需求为出发点，针对社区卫生服务中心的需求和社区护士的现状，以及目前部分院校相关教科书较陈旧的状况，运用职业教育务实创新的教学理论来进行编写，力求帮助社区护士掌握"医院治疗＋社区宣教＋家庭护理"的基本工作模式。

　　本书以 PBL 教学法理论为基础，结合实际需求，从社区卫生服务体系、法律法规出发，讲解社区的类型、社区护士的职责与角色，针对社区流行病学的特征、诊疗基础及问题，主要阐述了社区护理中健康档案的建立、健康促进与健康教育、家庭护理、社区重点人群的护理及康复护理，对于常见病、多发病、慢性病及传染病也有较全面的讲解。同时，本书强调治疗的时效性和人文关怀，重视患者心理等，实施有效的护理与健康教育措施，提高患者对疾病的认识，使医患关系更加融洽。

编者

2019 年 7 月

目　录

第一章 社区护理概述

【教学目标】

掌握：

公共卫生、初级卫生保健、社区卫生服务、社区护理、社区的概念。

熟悉：

1. 社区护士的核心能力；
2. 社区卫生服务与社区护理的特点。

理解：

1. 国家基本公共卫生服务规范的项目要求及内容；
2. 开展社区护理的必要性。

【案例导入】

小李已从某卫生学院毕业1年，在此期间自行联系实习，并已取得护士资格证。最近，小李到某社区卫生服务中心应聘，竞聘成功，成为一名社区护士。

请问：

1. 小李具备社区护士任职资格吗？
2. 社区护士需要具备哪些能力、承担哪些责任？
3. 社区护理的工作内容有哪些？

随着人们生活水平的提高、城市化进程的加快、人口老龄化的加剧，以及疾病谱、医学模式的改变，我国原有的卫生服务已经不能满足人们日益增长的健康需求，医疗卫生服务体系面临新的挑战。社区护理作为护理领域的延伸，已成为社区卫生服务的重要组成部分。社区护士只有在明确社区、社区卫生服务、社区护理的基本概念及其特点的基础上才能进一步理解社区护理的相关理论和方法，从而针对社区不同对象的不同健康问题，为社区居民提供高质量的卫生服务。

第一节 社区与社区护理

社区是人类生活的基本环境。随着我国城市化进程加快、人口老龄化加剧以及群众对社区卫生服务需求的增加，发展社区卫生服务已成为我国卫生事业发展的必然趋势，是维护和促进人类健康的基本环节。社区护理是社区卫生服务的重要组成部分，社区护士在促进社区个人、家庭及社区群体的健康中发挥着越来越重要的作用。

一、社区

（一）社区的概念

社区（community）一词源自拉丁语，原意是团体、共同的意思。

20 世纪 30 年代初，我国著名社会学家费孝通先生引入"社区"一词，并根据我国社区的特点将社区定义为：社区是若干社会群体或社会组织聚集在某一地域内所形成的一个在生活上相互关联的大集体。

世界卫生组织（WHO）提出：社区是由共同区域、价值或利益体系所决定的社会群体。其成员之间相互认识、相互沟通及相互影响，在一定的社会结构及范围内产生及表现其社会规范、社会利益、价值观念及社会体系并完成其功能。

（二）社区的特点

根据社区的定义，社区至少具有人口、地域、同质性、生活服务设施、管理机构和制度 5 个要素。

1. 人口

人口是构成社区的第一要素。人口要素包括社区人口的数量、质量、结构和分布等。一个社区人口的质量（文化程度、健康状况等）、结构（性别、年龄、职业、宗教信仰等）及分布能反映这个社区的人口关系和整体面貌。从社会学角度来看，社区作为社会基本单元，人口的不同特点可以体现不同的社会风貌和文化。

2. 地域

地域是社区存在和发展的前提，是社区的基本要素，是构成社区的重要条件。根据目前的情况，我国社区分为城市社区和农村社区。其中，城市社区一般按街道办事处管辖范围设置，人口一般在 3 万～10 万人；农村社区一般按乡镇和村划分。社区地域是地理空间和社会空间的有机结合，有文化社区、商业社区、工业社区等。一个社区的地理生态环境和社会环境，往往能够决定这个社区的性质和未来的发展方向。对于社区地域面积，WHO 认为，一个具有代表性的社区，面积一般在 5000～50000 平方公里。

3. 同质性

同质性是社区重要的文化要素，是维系社区文化及传统的动力。同一社区的居民一般有共同的问题、利益和需求，这些特性将社区居民联系在一起，使他们比较容易产生相同的社会意识、生活方式和文化氛围等，从而形成社区内在的相同特质。这种同质性有利于增强社区居民的凝聚力和归属感。

4. 生活服务设施

社区可以为社区居民进行各种社会活动提供保障。生活服务设施是社区居民生活的基础，也是联系社区居民的纽带。社区生活服务设施主要包括学校、医疗机构、娱乐场所、交通设备、通信设施等。

5. 管理机构和制度

社区应具有独特的管理机构，具备相应的行为规范和条例制度。我国社区的基层管理机构为居委会和派出所，两者联合管理户籍、治安、计划生育、环境卫生、生活福利等方面事务，帮助居民解决问题，同时制定和执行相应的行为规范和条例制度，以规范社区居民的行为、协调人际关系、满足社区居民的需要。

（三）社区的分类及功能

根据社区居民的特点，社区一般分为：地域性社区、具有共同兴趣或目标的社区及具有共同健康问题的社区3种类型。社区具有满足居民需要和管理的功能，包括：生产、消费、分配、协调和利用资源的功能；社会化功能；社会参与功能；社会控制功能；相互支持及福利功能。充分发挥社区功能有助于挖掘社区资源和开展社区卫生服务。

1. 生产、消费、分配、协调和利用资源的功能

通过一定的生产活动，社区可为居民提供基本的生活服务，并具有调配资源和利用资源的功能。

2. 社会化功能

社区居民在长期共同生活的过程中，会形成本社区特有的风俗习惯、文化特征、价值观念及意识形态等社会特征，这些特征又反过来影响本社区居民，成为社区社会化的重要内容。

3. 社会参与功能

社区中应设有各种组织，如社区活动中心、老年大学、青少年活动中心等，经常举办各类活动，为社区居民提供彼此交往的机会，以增加居民凝聚力，增强居民归属感。

4. 社会控制功能

为保证社区居民的利益，社区制定有一系列的社区条例、规范和制度，以促使社区居民遵守社区的道德规范，控制及制止不道德行为和违法行为，保障社区居民的安全，维持社会秩序。

5. 相互支持及福利功能

社区居民相互帮助、相互支持，对儿童、残疾人和老年人等弱势群体提供帮助和支援。根据本社区居民的需要，社区可设立老年日托所、社区卫生服务点、托儿所等福利机构。

二、社区护理

（一）社区护理的概念

美国护理协会将社区护理定义为将公共卫生学及护理学理论相结合，用以促进和维护社区人群健康的一门综合学科。社区护理的主要目的是促进健康、预防疾病、提高社区人群的健康水平。

根据现阶段的社区卫生情况，我国对社区护理的定义为：社区护理是综合应用护理学和公共卫生学的理论和技术，以社区为基础，以人群为对象，以服务为中心，将医疗、预防、保健、康复、健康教育、计划生育技术指导等融于护理学中，并以促进和维护人群健康为最终目的，提供的连续性、动态性和综合性的护理服务。

（二）社区护理的特点

社区护理是一种适应"生物-心理-社会"医学模式的新型护理服务模式，体现了从以疾病护理为中心模式向以人群健康为中心模式的转变。社区护理具有以下特点：（1）强调以社区居民为服务对象；（2）以健康促进和健康护理为主要目标；（3）护士具有较高的独立性和自主性；（4）服务面广；（5）个案管理时间较长；（6）以群体为单位进行健康管理。

（三）社区护理的内容

1. 社区健康护理

社区健康护理是指对社区卫生环境和社区居民的健康进行管理，负责收集、整理及统计、分析社区居民的健康资料，了解社区健康状况及疾病分布情况，发现社区群体的健康问题及其影响因素，参与检测影响群体健康的不良因素，参与预防和处理紧急意外事件，如火灾、水灾、地震等灾害的紧急救助，暴发性传染病等重大疫情的预防与处理。

2. 家庭健康护理

通过家庭访视和居家护理，社区护士对社区家庭中的患者或有健康问题的个人进行护理和保健指导。同时，要注意家庭整体的健康状况，注意家庭成员之间的问题，注意其家庭发展是否存在危机等，从而对家庭整体健康进行护理。

家庭访视是指为了维持和促进个人及其家庭健康，在服务对象家里进行有目的的护理服务活动。

居家护理是一种方便、灵活、经济、有效的社区护理工作方法，指在有医嘱的前提下，社区护士进入服务对象家中，应用护理程序为服务对象提供相关的服务。

3. 重点人群的健康保健与指导

社区护士可通过定期健康检查、家庭访视、居家护理等，对社区的妇女、儿童、老年人等重点人群进行健康保健指导；社区护士向社区内所有的慢性病患者及身体或精神功能障碍者提供他们所需要的基础护理或专科护理，配合全科医生对患者进行治疗，如对患者进行精神卫生护理、慢性病防治和管理、康复训练、营养和饮食指导等，以改善他们的健康状况，促进其功能的恢复。

4. 社区健康教育

社区健康教育是以社区为单位，以社区居民为教育对象，运用护理程序，以促进和维护居民健康为目标，通过举办学习班、发放宣传资料和组织小组讨论等形式对社区居民进行有计划、有组织、有评价的健康教育活动。健康教育对象以群体为主。教育内容包括疾病预防、健康促进及保健，如计划生育相关知识、疾病知识、精神心理卫生知识、影响人群健康的主要危险因素知识、阻止疾病进展的方法知识等，通过提高居民对健康的认识，纠正居民不良生活行为习惯，最终提高群体健康水平。

5. 计划免疫与传染病的防治

社区护士参与完成社区儿童的计划免疫任务，负责免疫接种的实施和管理；参与社区传染病的预防及控制工作，对社区居民进行传染病预防知识的普及，提供一般消毒、隔离等技术的咨询与指导。

6. 定期健康检查

社区护士应当与医生共同定期组织社区居民进行健康普查，并对发现的问题给予保健指导。

7. 社区急重症患者的转诊服务

社区护士帮助社区内的急重症患者转入相应的上级医疗机构，以使之得到及时、必要的救治；对转入的病情稳定的患者提供综合护理。这也被称为"双向转诊"服务。

8. 社区临终关怀

社区临终关怀是指向社区的临终患者及其家属提供他们所需要的各类身心服务，以帮助临终患者有尊严地走完人生的最后旅程，同时关注临终患者家属的心理健康。

9. 院前急救护理

一些急症患者入院前的急救和护理直接关系到患者的生命安全。对触电、溺水、气管异物、中毒等急症患者，需要进行急救，以挽救患者生命，减少后遗症。同时，在社区中广泛开展急救知识教育与培训，普及急救知识与技能，提高社区居民自救、互救能力，增强社区居民安全防范意识。

（四）社区护理程序和常用技术

1. 社区护理程序

护理程序是以满足护理对象的身心需要、恢复或增进护理对象的健康为目标，科学地确认护理对象的健康问题，运用系统方法实施具有计划性、连续性、全面整体性特征的护理的一种理论与实践模式，一般可分为五个步骤，即评估、诊断、计划、实施和评价。

2. 社区护理中的常用技术

（1）一般护理技术。一般护理技术包括生命体征的观察、测量和记录，口腔护理，皮肤护理，物理降温，饮食指导，雾化吸入，导尿，鼻饲，注射，灌肠等基础护理操作。

（2）专科护理技术。专科护理技术包括对患有心血管系统疾病、内分泌系统疾病、呼吸系统疾病、神经系统疾病、泌尿系统疾病、消化系统疾病以及围产期妇女、儿科患者等的家庭护理，长期卧床患者的护理与功能锻炼，临终患者的临终关怀等。

第二节　社区卫生服务

一、社区卫生服务概述

（一）社区卫生服务的概念

社区卫生服务是基层医疗的主要方式，是由政府领导、社区参与、上级卫生机构指导，以基层卫生机构为主体、全科医生为骨干，合理使用社区资源和适宜技术，以人的健康为中心、家庭为单位、社区为范围、需求为导向，以妇女、儿童、老年人、慢性病患者、残疾人等为重点，以解决社区主要卫生问题、满足社区基本卫生服务需求为目的，融预防、保健、医疗、康复、健康教育、计划生育技术指导等为一体的，有效、经济、方便、综合、连续的基层卫生服务，是社区建设的重要组成部分。

（二）社区卫生服务的内容

我国社区卫生服务包括公共卫生服务、基本医疗卫生服务及其他服务，即预防、保健、医疗、康复、健康教育、计划生育技术指导"六位一体"的服务。

1. 公共卫生服务

公共卫生即公共保健。公共卫生指组织、社会共同努力改善环境卫生条件，预防和控制传染病和其他疾病流行，培养良好卫生习惯和文明生活方式，提供医疗服务，达到预防疾病、促进人民身体健康的目的。公共卫生具有以下特点：（1）目的是保持和促进全体居民健康，它强调组织和社会共同努力；（2）对象是群体不是个体；（3）本质是一门社会科学；（4）概念、内涵和功能是发生变化的；（5）措施实施需要政府的领导、社会和群众的参与，需要专业公共卫生队伍的技术支持。

2. 基本医疗卫生服务

社区基本医疗卫生服务强调以家庭为单位、以社区为导向，将个体预防与群体预防融为一体，施行"防治结合"的保健服务模式。以门诊和出诊等形式开展工作，主要工作内容：常见病、多发病和慢性病诊疗；社区现场应急救护；家庭出诊、家庭护理等家庭医疗服务；康复医疗服务；转诊和会诊；为临终患者及其家属提供关怀。

3. 其他服务

为满足社区人群的多层次、多方面需求，社区还可以提供多种服务，如社区康复、口腔保健等医疗和护理服务。

（三）社区卫生服务的对象

社区卫生服务的对象是社区内全体人员，按照其健康状况和卫生服务需求，可分为以下5类人群。

1. 健康人群

按照 WHO 对健康的解释，健康人群有以下特点：（1）躯体健康，躯体结构完好和功能正常；（2）心理健康，个人能正确认识自我，能正确认识环境和快速适应环境；（3）社会适应良好，个人能充分适应社会系统，使其行为与社会规范相一致；（4）道德健康，个人能按照社会行为规范准则来约束及支配自己的行为。对于健康人群应以预防为主，可适当给予健康指导，增强其社会适应能力。

2. 亚健康人群

亚健康是介于健康与疾病之间的中间状态，既可向疾病发展，又可向健康逆转。亚健康人群处于一种生理功能减退、心理失衡的状态，表现为机体活力降低、反应能力减退、适应能力下降及工作效率低下等，但同时又无临床检查证据。应关注这类人群的健康需求，使他们得到及时的健康护理服务。

3. 高危人群

高危人群是指明显存在某些健康危险因素的人群，其疾病发生的概率明显高于其他人群。其特点有：（1）是高危家庭的成员，包括单亲家庭、吸毒或酗酒者家庭、精神病患者家庭、残疾或长期重病者家庭等；（2）存在明显的危险因素，危险因素是指机体内外环境中存在的，与疾病发生、发展有关的因素，如不良生活方式、职业危险因素、疾病家族遗传史等。对高危人群应定期开展健康检查，及时发现疾病症状，给予疾病相关知识指导和行为干预，加强随访和管理。

4. 重点人群

重点人群是指由于各种原因需要在社区得到系统保健的人群，包括妇女、儿童、老年人、慢性病患者、残疾人等。

5. 患者

患者是指患有某种疾病的人群，社区护士应对这类人群开展疾病管理，提供居家护理、健康教育等。

（四）社区卫生服务的特点

（1）公益性：社区卫生服务除基本医疗卫生服务外，其他康复等服务均属于公共卫生服务范围。

（2）主动性：社区卫生服务以主动性服务、上门服务等方式为主。

（3）全面性：社区卫生服务以社区全体居民为服务对象，主要体现在不仅包括患病人群、健康人群、亚健康人群及残疾人群等均为社区卫生服务的对象。

（4）综合性：社区卫生服务是"六位一体"的服务，除基本的医疗服务外，还包括预防、保健、康复、健康教育及计划生育技术指导。

（5）可及性：社区卫生服务以"六位一体"的服务内容、适宜的技术，在社区居民居住地附近，为社区居民提供方便、负担得起的服务。

（6）连续性：社区卫生服务始于生命的准备阶段，终于生命结束，覆盖生命的各个时期，以及疾病发生、发展的全过程。

二、社区卫生服务机构

（一）类型

社区卫生服务机构体系由提供综合性服务的社区卫生服务中心、社区卫生服务站和提供专项服务的其他专业卫生服务机构组成。其中，社区卫生服务中心是主体，社区卫生服务站和其他专业卫生服务机构是补充。

1. 社区卫生服务中心

社区卫生服务中心具有完整的预防、保健、医疗、康复、健康教育、计划生育技术指导"六位一体"的综合性服务功能。

2. 社区卫生服务站

社区卫生服务站不具备完整的"六位一体"功能，但具有服务更方便、更快捷的特点。其在社区卫生服务中心的统一管理下开展工作。

3. 其他专业卫生服务机构

其他专业卫生服务机构主要包括：（1）老年健康服务机构，如敬老院、老年护理机构等，服务对象为需要照顾但家庭无力照顾的老年人；（2）康复服务机构，服务对象为慢性病患者、丧失某种功能的患者。

（二）设置标准

1. 服务范围

我国社区卫生服务机构由省管辖、市政府统一规划设置。城市主要设置社区卫生服务中心和社区卫生服务站，农村为乡（镇）卫生院和村卫生室。原则上按照城市每个街道办事处所辖范围设置一个社区卫生服务中心，或根据人口设置，一般为 3 万~10 万人口设置一个；农村以乡（镇）为单位，每个乡（镇）设置一所乡（镇）卫生院。社区卫生服务站、村卫生室根据需要设置，辖区内距离社区卫生服务中心较远的区域，可由社区卫生服务中心下设数量不等的社区卫生服务站。

2. 人员

在社区卫生服务中心，一般情况下每万名居民配备 2~3 名全科医生、1 名公共卫生医生，护士与全科医生的比例按 1：1 配备。设有护理康复或日间观察床位的社区卫生服务中心，可适量增配医生和护士。每个社区卫生服务中心，中西医类别执业医师的比例应合理，根据实际工作的需要，可配备药剂人员、检验人员和影像人员各 1 名。

3. 建筑

社区卫生服务中心房屋建筑面积应不低于 $1000m^2$，布局应合理，要充分满足保护患者隐私、无障碍设计要求，并符合国家卫生学标准，每增加一个床位至少增加 $30m^2$ 建筑面积。

4. 科室

社区卫生服务中心应至少有临床（全科诊疗室、中医室、康复治疗室、抢救室、预诊分诊室）、预防保健、医技及信息资料处理等科室。

5. 床位

根据服务范围及人口数量，社区卫生服务中心至少设观察床 5 张；根据医疗机构设置规划，可设一定数量的以护理康复为主要功能的病床。

6. 设备

社区卫生服务中心应配备诊疗设备、辅助检查设备、预防保健设备、健康教育设备等。

（三）管理制度

社区卫生服务中心要建立健全各项管理制度，包括职业道德规范与行为准则、岗位责任制度、考核与奖惩制度、技术服务规范与工作制度、档案和信息管理制度、服务质量管理制度、服务差错及事故管理制度、医疗废物管理制度等。

第三节　社区护士

社区护士是指在社区卫生服务及有关医疗机构从事社区护理工作的护理专业人员。2002 年，原卫生部在《社区护理管理的指导意见（试行）》中明确规定了社区护士的任职条件，包括具有国家护士职业资格并经注册；通过地（市）级以上卫生行政部门规定的社区护士岗位培训；独立从事家庭访视护理工作的护士，应具有在医疗机构从事临床护理工作 5 年以上的工作经历等。

一、社区护士的角色要求

（一）照顾者

照顾者是社区护士最基本的角色，也是社区护士比较熟悉的角色。其任务是通过评估个案，制订合适的护理措施，从而提供相应的护理。但社区护士的工作形式、工作内容及服务对象都与临床上有所差异。社区护士既要熟悉临床护士应用的护理程序对患者进行整体护理，又要具备公共卫生等方面的知识，以便随时发现疾病的致病因素，并进行预防。

（二）健康教育者与咨询者

健康教育者与咨询者是社区护士的重要角色。健康教育是讲解现象及事实；健康咨询是社区护士运用沟通技巧，给予患者情感支持及健康指导，以改变他们的危险行为，提高其健康意识，减少疾病的发生。因此，社区健康教育侧重于疾病预防、康复及建立健康的行为和生活方式等方面。

健康咨询可以使咨询者清楚地认识自己的健康状况，正确选择解决健康问题的方法，咨询过程中应重点培养咨询者独立做决定的能力。社区护士应充分认识到教育的重要性和长期性，开展长期的健康教育，以更多地满足人们了解健康知识的需求，提高社区居民整体的健康水平。

（三）健康协调者与合作者

社区由许多家庭、卫生服务机构、社会机构及行政机构组成，在社区护理实践过程中，社区护士需联系与社区相关的人员及机构，并协调相互关系，维持有效的沟通，与其他人共同努力、合作完成工作。

（四）社区组织者和管理者

由于社区护理工作需要，在社区卫生服务机构中，社区护士要充当组织者、管理者的角色，如制订并组织实施对患者有保护和治疗作用的规章制度；调整人力以保证护理工作正常进行；联系相关部门为社区创造良好环境；针对服务对象的问题和需要，协助其选择最合适的健康照顾方案，拟订治疗计划和目标，定期举行小组会议，进行评估和讨论；为社区居民建立健康档案，有计划、有针对性地安排家庭访视等。

（五）观察者及研究者

社区护士应具有敏锐的观察能力，早期发现社区人群的健康问题，以便及时处理。同时，社区护士有责任针对护理中涉及的问题进行研究探讨，如积极参与疾病的致病因素、生活习惯与健康的关系、特殊人群的健康需求等专题研究，以探索科学依据，促进社区居民健康。

（六）社区卫生代言人

社区护士需要了解有关卫生政策，当社区居民出现健康问题，必须采取积极有效的措施应对并及时向上级部门汇报，从而保障社区居民的健康。

目前，我国社区护士主要承担照顾者和管理者的职责，而很少承担研究者、健康教育者及咨询者的职责。而随着社区卫生服务的发展，社区护士将承担越来越多的职责。

二、社区护士的工作内容

社区护士的工作内容包括疾病护理、疾病预防、健康促进、社区康复、组织管理等。

（一）疾病护理

疾病护理包括：（1）慢性病的护理，如对慢性病患者的保健治疗、基础护理及专科护理（配药、静脉输液、特殊药品的监服、术后换药、导尿、理疗、血压监测、留置标本等）；（2）精神疾病护理，如心理健康评估、心理指导等；（3）传染病护理，如社区消毒、隔离等；（4）母婴护理；（5）临终护理；（6）社区急救；（7）常见病、多发病的评估及健康指导。

（二）疾病预防

疾病预防包括：（1）儿童、青少年常见疾病的预防；（2）常见妇科疾病的预防，如进行常见妇科疾病的健康教育（乳房自检）等；（3）传染病、性传播疾病的预防；（4）慢性病及意外伤害的预防等。

（三）健康促进

健康促进包括：（1）儿童的健康促进，如新生儿、婴幼儿、儿童、青少年、青年的健康促进及教育指导；（2）妇女的健康促进，如孕期卫生宣教，产后、围绝经期的保健指导；（3）老年人的健康促进，如健康体检、饮食指导、病情监测等。

（四）社区康复

社区康复包括：（1）残疾人的康复训练指导；（2）骨折患者的康复训练指导；（3）出院早期患者的家庭康复训练指导等。

（五）组织管理

组织管理包括：（1）协调组织社区卫生服务；（2）财务及环境管理，如药品、医疗废弃物的管理；（3）档案信息管理，如资料的收集、整理、分析等；（4）人才管理，如社区护士的继续教育、科研培训管理等。

三、社区护士需具备的能力

根据国际护士会（ICN）2003年提出的注册护士"核心能力"框架，社区护士的核心能力包括以下9个方面：

（1）人际交往和沟通能力。社区护理工作既需要合作者的支持和配合，又需要护理对象的理解和帮助。面对不同的年龄、家庭、文化和社会背景的社区居民、社区管理者及其他卫生工作人员，社区护士必须具有社会学、心理学知识和良好的人际交往和沟通能力，才能更好地开展社区工作。

（2）综合护理能力。综合护理能力主要包括各专科护理技能及中西医结合的护理技能。根据社区护理的概念及社区护士的主要职责，社区护士即全科护士，强调"一专多能"，社区护士必须具备各专科护理技能及中西医结合的护理技能，才能满足社区人群的需求。

（3）独立判断和解决问题能力。社区护士在很多情况下需要独立进行各种护理操作、运用护理程序、开展健康教育、进行咨询或指导，因此，独立判断和解决问题能力对于社区护士非常重要。

（4）预见能力。预见能力主要体现为预防性服务，而提供预防性服务是社区护士的主要职责之一。社区护士应该在发生问题前找出潜在危险因素，从而提前采取措施，避免或者减少问题的发生。

（5）组织管理能力。组织管理能力是社区护士必备能力之一。社区护士一方面要向社区居民提供直接的护理服务，另一方面还要调动社区一切积极因素，充分利用社区各种资源开展健康促进活动；有时要负责人员、物资和各种活动的安排，有时要组织社区具有共同兴趣和问题的人员进行学习，这些均需要一定的组织管理能力。

（6）收集信息、处理信息的基本能力。掌握基本的统计学知识，具备收集和分析资料的能力、协助社区进行健康相关研究的能力，对社区护士开展工作很有必要。

（7）应对社区突发性事件的基本能力。

（8）不断获取与本专业发展有关的新知识、促进自身与专业发展的能力。

（9）自我防护能力。

【小结】

社区护理是伴随社区卫生服务的兴起发展起来的。在社区卫生服务发展过程中，传统意义上的护士已不能满足社会的需求，由此诞生的社区护士，就被赋予了更多的职责、更广的工作范围和更高的标准和要求。本章通过对社区与社区护理、社区卫生服务、社区护士等内容的阐述，强调发展社区护理是确保社区卫生服务质量的关键，是贯彻执行我国卫生工作方针、政策的重要举措和必然趋势。

【习题】

一、选择题

1. 根据 WHO 的标准，一个有代表性的社区，人口数一般为（ ）。

A. 1万～2万 B. 3万～10万

C. 6万～8万 D. 10万～30万

2. 构成社区的最基本要素是（ ）。

A. 人群和地域

B. 人群和生活服务设施

C. 地域和生活服务设施

D. 文化背景和生活方式

3. 社区卫生服务的对象是（ ）。

A. 老人、妇女、儿童 B. 职工和学生

C. 社区内所有居住人口 D. 慢性病患者及残疾人

4. 社区卫生服务机构的主体是（ ）。

A. 社区卫生服务中心 B. 护理院

C. 保健站 D. 老人院

二、简答题

某社区护士值班时，接诊了一位因车祸受伤的患者。护士检查患者的生命体征及腹部体征发现，患者血压 90/40mmHg，脉搏 116 次/分，呼吸 22 次/分，腹部有明显的压痛。该护士给予患者氧气吸入、建立静脉输液后马上联系救护车转送医院治疗。

请问：

（1）该社区护士对患者的处理是否正确？

（2）社区卫生服务中心护士的工作任务有哪些？

第二章　社区健康教育与社区健康促进

【教学目标】

掌握：

社区健康教育、社区健康促进的概念。

熟悉：

1. 社区健康教育的特点；

2. 对不同人群采取的健康教育方法。

理解：

社区健康教育与社区健康促进的内容及方法。

【案例导入】

2019 年 2 月，因为天气寒冷某小区多人感冒，小区内多位 60 岁以上的老年人因慢性阻塞性肺疾病（COPD）而入院。针对该情况社区卫生工作人员组织小区内居民进行了一次关于 COPD 的讲座。

请问：

1. 该讲座应该从哪些方面进行讲解？

2. 该讲座属于健康教育的哪个环节？注意事项有哪些？

第一节　社区健康教育

随着人们对健康需求的日益增加，社区健康教育和社区健康促进已成为促进居民健康、落实社区健康服务、实现社区资源有效利用、提高社区人群健康的重要途径。2019 年 ICN 国际护士节的主题即为 *NURSING：A voice to lead—health for all*（护士：引领之声——人人享有健康）。

"人人享有健康意味着在特定国家，每个人都可以获得健康。"社区是健康教育和健康促进的优先领域。社区健康教育是促进社区健康的主要手段，是社区护理的基本工作办法。

一、社区健康教育的基本概念

（一）健康的概念

《世界卫生组织宪章》中指出"健康不仅是没有疾病和不虚弱，而且要有身体、心理、社会功能三方面的完满状态"。

影响健康的因素有环境因素、生物学因素、生活方式、卫生服务获得等。

（二）健康教育的概念

健康教育是通过信息传播和行为干预，通过有计划、有组织、有系统的各种社会教育活动，帮助个体或群体掌握卫生保健知识、树立健康观念，促进人们改变不良行为、自愿采纳有益于健康的行为和生活方式、减少或消除影响健康的危险因素，从而达到预防疾病、维护和促进健康目的的教育活动与过程。通过健康教育，可以改善、维护和促进个体和社会的健康状况。

1. 开展健康教育的目的

（1）引导居民形成健康意识，关心其自身、家庭和社会的健康问题，养成良好卫生习惯，以提高社区居民自我保健的能力和群体健康水平。

（2）转变居民的健康观念。一些居民的健康观念往往是"有病先忍，忍不住了买点药吃，吃不好又忍不了再看病，看病要上大医院，预防没用，不愿意花钱保健"。如果不彻底改变居民这种错误的健康观念，卫生服务的发展就缺乏群众基础，就会失去它存在的意义。

（3）普及自我保健知识。缺乏自我保健知识是居民患病或发生意外的重要原因，应该通过各种途径宣传、普及自我保健知识，提高居民自我保健能力。

（4）激励居民为自己的健康负责，改变不良行为和生活习惯。通过身心激励，使居民深刻认识到不良行为和不良生活习惯的危害，并自觉改变不良行为和不良生活习惯，以促进居民的健康。

2. 健康教育的主要任务

（1）通过各种形式的健康教育活动，普及卫生知识，提倡文明、健康、科学的生活方式，提高全民的健康文化素质。

（2）促进个人、家庭、社区增加对预防疾病、促进健康、提高生活质量的责任感。为社区居民提供信息，使其发展个人自控能力、改变不良生活方式和行为习惯，使之在面临个人或群体健康相关问题时能做出正确决策。

（3）以广泛的联盟和支持系统为基础，与有关部门协作，创造良好的生活环境和工作环境。

（4）积极推动医疗部门观念与职能的转变，使其作用逐步向提供健康服务的方向发展。主动促进决策层转变观念，争取使决策层从政策上对健康需求和有利健康的活动给予支持，并制定各项促进健康的政策。

（5）在全民（尤其在农民）中，深入开展健康教育，引导其破除迷信，摒弃陋习，养成良好的卫生习惯，提倡文明、健康、科学的生活方式，培养健康的心理，提高全民族的健康素质和科学文化水平。促进个人和群体选择有益健康的行为，提高其自我保健能力。

（三）社区健康教育

社区健康教育是以社区为基本单位，以社区居民为教育对象，以促进居民健康为目标进行的有目的、有计划、有组织、有评价的系统健康教育活动。社区健康教育的目的是提高社区居民的健康意识，使其关心自己、家庭及社会的健康问题；促进社区健康促进方案的制订和实施；促使社区居民建立良好的行为和生活方式；合理利用社区的服务资源，增强个体自我保健能力，减少健康危险因素，降低疾病发病率，提高社区居民生活质量。社区健康教育的内容主要包括健康观念、健康知识和健康行为三部分。

1. 健康观念

（1）健康意识教育。健康意识主要是指个人和群体对健康的认知态度和价值观念。健康意识教育的内容主要包括现代健康的概念；健康对人类生存和发展的重要性；政府、社区、家庭和个人在维护健康中承担的责任。

（2）卫生公德、卫生法律、卫生法规教育。改革开放以来，我国颁布了《中华人民共和国食品安全法》《中华人民共和国环境保护法》《中华人民共和国传染病防治法》和《公共场所卫生管理条例》等一系列法律法规，各级政府也颁布了大量地方性卫生法规。大力普及卫生法律法规，宣扬卫生公德，有利于提高社区居民的卫生法制意识和卫生道德观念，有助于社区卫生管理、环境管理和精神文明建设。

2. 健康知识

（1）身体保健知识教育。如重要器官心、肺、肝、胃、肾的位置、生理功能与保健等。

（2）疾病防治知识教育。

①高血压、冠心病、心血管疾病、糖尿病等慢性病的预防、症状和体征、治疗、护理、康复等知识。其中疾病的预防知识是教育的重点，主要内容是提倡不吸烟、不饮酒、合理膳食、适量运动、定期进行健康检查、积极参加健康咨询、疾病普查普治、遵从医嘱等健康的生活方式。

②各种急性传染病的症状、预防、隔离、消毒、疫情报告等知识。艾滋病、结核病、病毒性肝炎等是目前严重危害群众健康的传染病，应加强对其传染源、传播途径等相关知识的教育。

③感冒等各种常见病的预防、早期治疗知识。

④家庭急救与护理知识，包括冠心病、心血管疾病急性发作、触电、溺水、煤气中毒的急救措施，心脏按压和人工呼吸的操作方法，烧伤、烫伤、跌打损伤等意外伤害的

简单处理。

（3）生活卫生知识教育。

①饮食与营养卫生知识。其包括膳食的合理搭配，食物的科学烹调，饮食定时定量，碘盐的食用与保管，餐具的消毒，食物的贮存，酗酒、偏食、暴饮暴食对健康的影响，食物中毒的预防知识等。

②家庭用药和医学常识。常用药的保管和服用方法，体温计、血压计的使用方法等。

③四害防治知识教育。苍蝇、老鼠、蚊子、蟑螂的生活习性、对健康的危害、药物防治和其他防治方法。

④日常生活卫生常识教育。倡导按时作息，有规律地工作、学习、娱乐、劳动、运动；室内采光、通风、温度、湿度对健康的影响；厨房、厕所卫生知识等。

（4）心理卫生知识教育。心理卫生知识教育内容包括心理状态与健康和疾病的关系。例如，如何调节情绪，保持心理平衡？如何防止和消除紧张？如何正确处理夫妻之间、婆媳之间、父母与子女之间、同事之间的关系？如何保持家庭和睦及良好的人际关系？如何教育独生子女？

（5）安全知识教育。交通事故、煤气中毒、溺水、劳动损伤等意外伤害是死亡和伤残的常见原因。对社区居民进行安全知识教育，教育居民提高自我防护意识、注意安全防护、自觉使用安全设施，可以降低和防止意外事故的发生。

（6）中老年保健知识教育。中老年保健知识教育内容包括中老年人的生理和心理两方面。例如，加强中老年人的饮食、运动、学习、工作、娱乐、休息等方面的保健知识，中老年人常见疾病防治知识等的教育。

（7）生殖健康知识教育。生殖健康知识教育内容包括生殖卫生、计划生育、优生优育优教知识，妇女经期、孕期、产期、哺乳期的生理特点和保健知识，妇科常见病防治知识等。例如，婴幼儿的喂养、护理方法；母乳喂养的好处；婴幼儿的常见病、多发病的防治知识；儿童卫生习惯的早期训练和培养等。

（8）环境保护知识教育。环境保护知识教育内容包括环境对健康的影响，生活垃圾的处理，噪声、空气污染对人体健康的危害及预防方法，提倡绿化美化环境、保护环境人人有责等。

（9）卫生服务指南教育。卫生服务指南教育内容包括教育社区人群了解并自觉利用社区卫生服务和医疗卫生防疫机构提供的卫生服务，主动参与健康普查、健康咨询、健康教育、健康促进活动；主动接受预防接种；有病及时就医；遵从医嘱，坚持治疗等。

3. 健康行为

（1）个体行为教育。个体行为教育内容包括饭前便后洗手，每天早晚刷牙，定期洗澡、理发、剪指甲，服装整洁，勤晒被褥，不吸烟、不酗酒，每天进行体育锻炼，按时参加计划免疫，讲卫生、讲公德等。

（2）群体行为教育。群体行为教育内容包括室内整洁，无蚊子、苍蝇、老鼠、蟑螂等；室内无异味、空气新鲜；办公室内有禁止吸烟标志或劝阻吸烟的宣传品，不设烟具；厨房灶具干净、碗筷干净、生熟食品分开，通风良好；厕所无臭、无蝇，便池无尿碱，地面、门窗、墙壁、灯具、洗手盆池清洁；阳台封闭规范；遵守交通规则，避免意外事故；积极组织有益于身心健康的文娱、体育活动。

二、健康教育理论与模式

健康教育理论是指在健康教育活动的实践中，形成的简化的描述健康相关行为演变过程的一系列概念、定义和命题的有机组合，通过确定健康相关行为及其影响因素之间的关系，以指导、解释健康教育实践，预测健康相关行为改变。

（一）健康教育概念辨析

1. 公共卫生的概念

根据 WHO 定义，公共卫生是防治疾病、延长寿命、改善身体健康和机能的科学和实践。公共卫生通过有组织的社会努力改善环境卫生、控制传染病、教育人们关于个人卫生的知识、组织医护力量对疾病做出早期诊断和预防性治疗，并建立一套社会体制，保障公民都能够享有应有的健康。

2003 年时任卫生部部长的吴仪提出，公共卫生是组织社会共同努力，改善环境卫生条件，预防、控制传染病和其他疾病流行，培养良好卫生习惯和文明生活方式，提供医疗卫生服务，达到预防疾病、促进健康的目的。

这两个关于公共卫生的权威性定义都将"教育人们关于个人卫生的知识"和"培养卫生习惯"同环境卫生、疾病控制、基本医疗服务并列强调。

2. 健康教育的概念

健康教育是指通过信息传播和行为干预，帮助个人和群体掌握卫生保健知识，树立健康观念，使其自愿采纳有利于健康的行为和生活方式的教育活动与过程。其目的是减少或消除影响健康的危险因素，预防疾病，促进健康和提高生活质量。健康教育的实质是一种干预，它提供人们行为改变所必需的知识、技术与服务（如免疫接种、定期体检）等，使人们在面临健康促进、疾病预防、治疗、康复等各个层面的健康问题时，有能力做出抉择。健康促进、健康教育、卫生宣教的关系如图 2-1 所示。

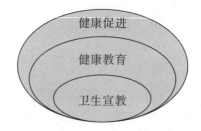

图 2-1 健康促进、健康教育、卫生宣教的关系

（1）健康教育与卫生宣教。

①联系：健康教育是在卫生宣教的基础上发展起来的，卫生宣教是健康教育的措施之一。

②区别：健康教育有特定的工作目标——改善健康相关行为；卫生宣教常作为一种辅助方法。健康教育是在调查研究基础上，有计划、有组织、有评价、重效果的干预活动；卫生宣教是较单一的信息传播。

（2）健康教育与健康促进。第一届全球健康促进大会通过的《渥太华宣言》中指出，健康促进是一个综合的社会政治过程，其内涵不仅包括了加强个人素质和能力，还包括改变社会、自然环境以及经济条件，从而削弱它们对大众及个人健康的不良影响。

健康促进是战略，需要全社会共同努力，是从公共卫生的角度来推动健康促进战略的实现的具体活动。健康教育工作者需实事求是，通过改善人们的健康相关行为，致力于疾病防治。

3. 健康相关行为

健康相关行为是指任何与预防疾病、增进健康、维护健康及恢复健康相关的行为。其分为两类：促进健康行为，简称健康行为（health behavior）；危害健康行为，又称危险行为（risky behavior）。

（1）健康行为：健康行为即个体或群体在客观上有益于自身和他人健康的行为，可分为以下 5 类。

①基本健康行为：指在日常生活中有益于健康的行为，如充足睡眠、适量运动、合理饮食等。

②预警行为：指对各种可能发生的危害健康的事件的预防性行为及在事故发生后正确地处置的行为，如工程施工戴安全帽、事故发生后的自救和他救等。

③保健行为：指合理有效地利用卫生服务资源，维护自身健康的行为，如定期体检、预防接种、患病后及时就医等。

④避开危险环境行为：指避免暴露于自然环境和社会环境中有害健康因素的行为，如远离污染环境等。

⑤戒除不良嗜好行为：指自觉抵制并戒除不良嗜好的行为，如戒烟、戒酒、戒赌、不滥用药物等。

（2）危险行为：危险行为指的是偏离个人、他人乃至社会的健康期望，客观上不利于健康的行为，可分为以下 4 类。

①日常危害健康行为：指日常生活、职业生活中危害健康的行为，如吸烟、酗酒、赌博等。

②致病性行为：指可以导致特异性疾病发生的行为，主要有 A 型和 C 型两种行为模式。

A 型行为模式：是一种与冠心病的发生密切相关的行为模式，又称"冠心病易发性行为模式"。其行为表现为做事动作快、时间紧迫感强、讲话大声、争强好胜、对人有潜在的敌意和戒心。

C 型行为模式：是一种与肿瘤的发生有关的行为模式，又称"肿瘤易发性行为模式"，C 是癌症（cancer）的首字母。采取 C 型行为模式的人宫颈癌、胃癌、食管癌、结肠癌等的发生率比正常人高 3 倍左右，C 型行为模式还可能促进癌细胞的转移，加快病变速度。这类人通常表现为：情绪压抑，自我克制力强，表面依顺善忍、内心强压怒火，爱生闷气。

③不良疾病行为：指个体从感知自身患病到疾病康复的过程中表现出的对疾病治疗和健康恢复不利的行为，如讳疾忌医、隐瞒病情、不遵医嘱等。

④违规行为：指违反法律法规、道德规范并危害健康的行为，如赌博、滥用药物、性伴侣不固定等。

（二）健康教育理论

健康理念使人们产生了各种健康相关行为，而针对人们的健康相关行为，国内外学者提出了许多健康教育理论。目前，应用最多的是知－信－行模式、健康信念模式、行为转变阶段模式。

1. 知－信－行模式（knowledge attitude belief practice，KABP）

知－信－行模式：信息→知→信→行→增进健康。"知"是指对卫生保健知识和信息的学习，是建立积极、正确的信念进而改变健康相关行为的基础；"信"是指信念和态度，是形成健康相关行为的动力；"行"是指产生促进健康行为、改变和消除危害健康行为等。（图 2-2）

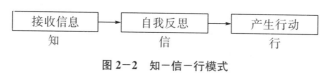

图 2-2　知－信－行模式

比如，吸烟是一种危害身体健康的行为，大多数吸烟者都已形成固定的行为模式，要改变吸烟者的行为，使其戒烟，首先应使吸烟者了解吸烟对健康的危害、戒烟的益处及如何戒烟，进而吸烟者才会形成吸烟有害健康的信念，对戒烟保持积极的态度，并相信自己有能力戒掉，这样吸烟者就有了采取行动的动力。

要使人们将知识转化为行为是一个非常复杂的过程：信息传播→觉察信息→引起兴趣→感到需要→认真思考→相信信息→产生动机→尝试行为→态度坚决→动力定型→行为确立。知－信－行模式中关键的步骤主要有两个：信念的确立和态度的改变。在信念确立以后，如果没有坚决转变态度的前提，实现行为转变的目标也无法达成。在实践中，要使 40% 的人发生行为转变，就至少要有 60% 的人持积极的态度去改变行为，就至少要有 80% 的人相信这种实践对其健康是有益的，就至少要有 90% 以上的人具备改变这种行为所必需的知识。多种因素可能会影响到行为转变的过程。知识、信念与态度、行为转变之间不具有因果关系，知识是行为改变的必要条件，而不是充分条件，只有对知识进行积极的思考，才能逐步上升为信念，才能产生转变行为的动机。

2. 健康信念模式（health belief model，HBM）

健康信念模式是霍克巴姆（Hochbaum）于1958年在研究了人的健康行为与其健康信念之间的关系后提出的，其后经贝克（Becker）等社会心理学家的修订逐步完善。此模式主要用于预测人的预防性健康行为和实施健康教育。

（1）健康信念。人的健康信念即人如何看待健康与疾病，如何认识疾病的严重程度和易感性，如何看待采取措施后的效果和采取措施时所遇到的障碍。健康信念模式认为，健康信念的形成，主要受以下三方面因素的影响。

①个体感知因素，包括感知到易感性和严重性。感知到易感性是个体对自己是否易患某种疾病的估计。感知到易感性越大，采取健康行为的可能性越大。感知到严重性包括个体对患病引起的临床后果和疾病引起的社会后果的感知程度。过高或过低的感知到严重性均会阻碍个体采取健康行为，只有中等程度的感知到严重性才能够促进个体采取健康行为。

②调节因素。调节因素包括个体的年龄、性别、经济条件、现有疾病知识储备等，还包括采取行动的氛围，如大众传媒对某疾病相关行为的报道、亲友的患病体验、来自他人的劝告等。

③个体对行为效果的期望因素，即感知到益处和感知到障碍。感知到易感性和感知到严重性这两种个体感知程度，会使个体对某种疾病感知到威胁，从而促使个体采取健康行为。在对行为效果的期望中，感知到益处和感知到障碍之间的比较，会影响个体最终是否采取某种健康行为。

（2）健康信念模式理论。

①感知到威胁。感知到易感性：即个体认为不健康行为给他带来的总体危害，以及该行为导致其自身出现疾病的概率和可能性，具体包括个体对感染某种疾病可能性的认识；对于医生诊断的接受程度；个体对疾病发生、复发的可能性的判断。感知到严重性：即个体感知到的不良行为可能带来的身体、心理和财产方面的不良影响，具体包括个体对患某一疾病严重性的认识，对疾病引起的医学临床后果的判断，如死亡、残疾和疼痛等；对疾病引起的社会后果的判断，如对工作、家庭、社会关系的影响等。

严重性和易感性合称为"感知到威胁"。

②期望。感知到益处：即个体对改变不良行为所带来的益处的认识和评价，如减缓病痛、减少疾病产生的社会影响等，只有当人们认识到自己的行为有效时，才会自觉采取行动。感知到障碍：即个体对采取健康行为可能面临的困难的主观判断，包括身体、心理、经济、时间上的各种障碍。而行为巩固持久的必要前提是对该行动的困难有足够的认识，如有些预防性行为花费太大、与日常生活的时间安排冲突、不方便、可能带来痛苦等。

③自我效能。自我效能指个体对自己能力的评价和判断，即是否相信自己有能力克服内外障碍而成功采纳健康行为，并取得期望结果，是对自己实施和放弃某种行为的能力的自信，是一个人对自己行为能力的正确评价和判断，当感知到障碍时，需要有克服障碍的信心和意志。一般自我效能量表如表2-1。

表 2-1　一般自我效能量表

	完全不正确	尚算正确	多数正确	完全正确
1. 如果我尽力去做的话，我总是能够解决问题				
2. 即使别人反对我，我仍有办法取得我所要的				
3. 对我来说，坚持理想和达到目的是轻而易举的				
4. 我自信能有效地应付任何突如其来的事情				
5. 以我的才智，我定能应付意料之外的情况				
6. 如果我付出必要的努力，我一定能解决大多数的难题				
7. 我能冷静地面对困难，因为我相信自己处理问题的能力				
8. 面对一个难题时，我通常能找到几个解决办法				
9. 有麻烦的时候，我通常能想到一些应付的方法				
10. 无论什么事情在我身上发生，我都能应付自如				

记分方法：完全不正确记1分，尚算正确记2分，多数正确记3分，完全正确记4分。

1~10分，你的自信心很低，甚至有点自卑，建议经常鼓励自己，相信自己是行的，正确对待自己的优点和缺点，学会欣赏自己。

10~20分，你的自信心偏低，有时候会感到信心不足，找出自己的优点，承认它们，欣赏自己。

20~30分，你的自信心较高。

30~40分，你的自信心非常高，但要注意正确看待自己的缺点。

④提示因素。提示因素指的是促使个体采取健康行为的因素。如自身躯体症状，家人、亲友、同事患病，大众媒介的信息，医生的建议，他人的劝告等。

⑤社会人口学因素及其他因素。社会人口学因素及其他因素包括年龄、性别、民族、经济收入、人格特点、同伴影响、健康知识水平等。

健康信念模式在采取促进健康的行为、放弃危害健康的行为的实践中遵循以下步骤：充分让目标人群对其危害健康的行为感到害怕，使他们坚信一旦放弃这种危害健康的行为、采取相应的促进健康的行为会得到有价值的结果，同时清醒地认识到行为改变过程中可能出现的困难，使他们充满改变行为的信心。另外，健康信念模式重视提示物的存在，如某种标识、信号。

当感知到行为转变的益处大于坏处或障碍时，行为的转变将成为可能；否则个体可能依旧维持原有的危害健康行为。

综上所述，健康信念模式认为，当个体通过各种调节因素感知到自己对某种疾病的易感性高、患这种疾病的严重性大，并且相信自己改变危险行为的益处大于坏处或障碍时，才会努力去改变危险行为方式。在临床护理工作中，当护士期望个体采取健康的行为方式促进健康时，可以利用健康信念模式来帮助个体达成目标。(图 2-3)

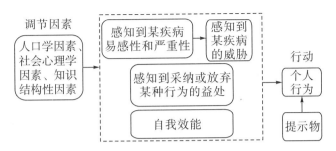

图 2-3　健康信念模式各变量的关系

健康信念模式适用于遵医行为、健康筛查、安全套使用、汽车安全带使用、传染病预防等。此模式的不足在于其是基于对一次性行为的研究而建立的，对与慢性病相联系的危险因素常常不能很好预测和解释。

3. 行为转变阶段模式 (the transtheoretical model and stages of change, TTM)

20世纪80年代，心理学家普罗察斯卡（Prochaska）提出了行为转变阶段模式，该理论始于心理治疗，综合了主要心理学理论的精华，并将这些理论有机地结合形成一个改变行为的完整方法。因此，国内学者也将其翻译为"跨理论模型"。该理论在国外被广泛应用于多个领域，成效显著，是重要的健康教育理论之一。

行为转变阶段模式又被称为行为阶段转变理论模型，是指根据不同的个人或群体的需求确定不同的行为干预的策略，不同阶段所采用的转化策略也不尽相同。

行为转变阶段模式包括变化阶段、改变策略、决策平衡、自我效能四个方面。

处于行为转变不同阶段的对象有不同的需要，可以根据他们的需要采取不同的措施，这是行为转变阶段模式的基本原则。行为转变阶段模式提示：健康教育干预必须建立在调查研究的基础上，要了解对象人群的目标行为的实际情况，根据处于不同行为转变阶段对象人群的实际需要设计干预措施与方法，使对象人群知道自己处于哪个阶段，并在有进步时得到强化和鼓励。其局限在对环境的影响作用考虑较少，实践中各阶段划分和相互关系不明确。例如在对戒烟者戒烟过程的研究中，运用该理论发现人的行为改变通常会经过以下5个阶段：无转变打算阶段、打算转变阶段、转变准备阶段、转变行为阶段、行为维持阶段。（图2-4）

（1）无转变打算阶段：对象人群尚未发现自己的问题，没有改变行为的打算。此阶段应该使其提高认识、唤醒情感、消除负面情绪，可以给他们推荐有关书刊和提供建议。

（2）打算转变阶段：对象人群觉察到了自己的问题并考虑改变，但没有立即付诸行动。此阶段应该促进其行为转变，协助其拟订行为转变计划，给他们提供专题文章或者邀请其参加专题报告会，提供该行为转变的方法、技能及步骤。

（3）转变准备阶段：对象人群已经形成并制订了改变的计划，但未付诸实际行动。此阶段应该向其提供规范性行为转变指南，确定切实可行的目标，采取逐步转变行为的方法，并寻求社会支持，协助其克服困难。

（4）行为阶段：对象人群已经有所行动。此阶段应该帮助其争取家庭、社会和环境的支持，寻找替代方法，现身说法及给予激励政策。

（5）维持阶段：对象人群已开始巩固和加强已有的改变，能自觉抵制不良习惯的诱惑。此阶段应该为对象人群创建支持性环境和帮助其建立互助组，力求达到更好的效果。

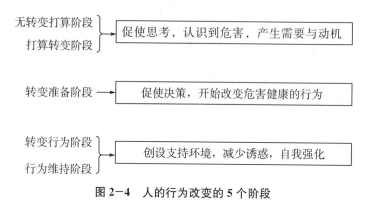

图 2-4　人的行为改变的 5 个阶段

【知识拓展】

行为转变阶段模式的应用

行为转变阶段模式在临床实践中的应用涉及人的不良行为（抽烟、酗酒、吸毒）、高血脂、肥胖、糖尿病、高血压、艾滋病、冠心病及经皮冠状动脉介入治疗术后、慢性心力衰竭、慢性肾衰竭及血液透析、慢性肝炎、肺结核、骨科、妇产科等多方面的研究，侧重点是人的不良行为和慢性病管理这两大方面。

行为转变阶段模式在国外应用较成熟，国内研究起步较晚，与国外研究在深度和广度上还存在一定差距。且现有的研究都以定性分析为主，定量研究较少，该理论在国内的应用前景还很广阔。

三、社区健康教育对象和内容

（一）社区健康教育对象

社区健康教育对象是社区人群，主要包括以下几类。

（1）健康人群：包括各个年龄段的人群，一般来说该类人群在社区中所占比例最大，也是教育的主要对象。

（2）具有某些疾病危险因素的高危人群：包括目前身体健康，但是有某种疾病家族史和遗传史，或有不良生活习惯的人群，在社区健康教育中主要帮助他们养成良好的生活习惯，消除疾病隐患。

（3）某些疾病患者：包括各种急慢性疾病患者及临终患者。对急性疾病恢复期患者的社区健康教育重点是帮助他们进行康复锻炼，促进康复，减少残疾；对慢性病患者的社区健康教育重点是延缓或阻止并发症的发生；对临终患者的社区健康教育重点是进行合理的死亡教育，改善其生活质量。

（4）患者家属及照顾者：对此类人群的教育重点在于家庭照顾教育及自我监护教育。

（二）社区健康教育程序

社区健康教育的程序与社区护士的临床护理程序一致，即评估、诊断、计划、实施、评价。

（1）评估：评估阶段主要为收集资料阶段，教育者可以通过观察、交谈、发放调查表等形式收集健康教育接受者的生理、心理、生活方式及一般情况（年龄、性别、文化程度）等方面资料，确定其存在的健康问题。其主要内容：学习需求、学习准备、学习能力（健康教育接受者的知识能力水平、学习动机、支持系统等）、学习资源（学习环境、教育资料及设备，可利用的卫生资源等）。

（2）诊断：即根据收集的资料情况确定健康教育接受者存在的问题和学习需要，以及实施过程中可能遇到的问题，并将健康问题分为可改变性和不可改变性两类。

（3）计划：针对可改变的健康问题，结合健康教育接受者的学习能力和可利用的资源情况等，制订相应的健康教育计划，包括以下几点：

①what——教些什么？即教育内容。

②why——为什么教？即教育意义、目的。

③when——什么时候教？即教育时间。

④where——在什么地方教？即教育地点。

⑤who——由谁来教，教给谁？即师资、教育对象。

⑥how——采用何种方法来教？即教育方法（培训方法、方式）。

⑦教育资料选择或编写。

（4）实施：即将计划中各项措施变为实践，严格按照计划实施，做好实施前的宣传工作、获得领导和健康教育接受者的支持和肯定。同时，根据现场参与者的意见和建议，探讨更适宜的教育方法、形式和内容。

（5）评价：包括近期效果评价（是否达到预期目标）和远期效果评价。

①评价指标：卫生知识普及率、对戒烟的支持（反对）率、某疫苗自愿接种率、卫生保健活动参与率、不良习惯转变率、健康教育覆盖情况等。

②评价方法：座谈法、家庭访视、问卷调查、卫生知识小测验、卫生学统计等。

（三）社区健康教育的策略和方法

（1）争取公共传播机构的支持和配合，通过广播、电视、电影等形式将健康知识直观地展现在大众面前。这些方法覆盖面广，传播程度不受文化程度的影响，是大众能接受的教育形式。

（2）在社区建立固定的宣传栏，发放宣传单，针对部分特定的人群进行知识宣教。

此法不适用于受教育程度较低的人群。

（3）组织文化、教育部门开展全民健康教育，如举行全民健身活动、卫生科普宣传活动等。

（4）利用特定地点开展卫生科普知识宣传，如老年活动室、文化站、健身俱乐部等。这可以增强社区人群的交流和促进健康知识的传播。

（5）各行各业结合商品介绍、宣传卫生保健知识。

健康教育形式多样，如针对社区某特定内容进行定期的健康检查、健康监测，学校、工厂、机关等定期开展健康教育服务和健康咨询活动，关于家庭病床护理和疾病康复的健康教育，社区健康诊断等。

第二节　社区健康促进

社区健康促进的目的是促进社区全体居民健康。社区健康促进从过去的以疾病为中心转移到以健康为中心。社区健康促进有利于将现有分散的、单一的疾病预防措施转变成综合的预防措施，使大多数人改变不良行为与生活方式，促进全民健康。同时，发展以社区为单位的保健系统，是达到人人享有卫生保健目标的重要途径。

一、社区健康促进基本概念

（一）健康促进概念

健康促进是一个过程，该过程可以使人们增强控制自身健康的能力以及改善自身的健康状态。其包括了健康教育及能促进行为与环境向有益于健康方向改变的相关政策、法规、组织。健康促进是指运用行政的或组织的手段，广泛协调社会各有关部门以及社区、家庭和个人，使其履行各自对健康的责任，共同维护和促进健康的一种社会行为和社会战略。

（二）社区健康促进概念

社区健康促进（community health promotion）是指通过健康教育和环境支持，改变社区居民的行为、生活方式与对社会的影响，降低本地区发病率和死亡率，提高社区居民生活质量和文明素质的过程。

社区健康促进是协调社会有关部门形成承担健康社会责任的共识，从而促进制定有利于健康的公共政策、创造支持性社会环境、调整卫生服务方向、提高社会维护健康的能力，为社会人群发展保健技能和改变不健康行为提供条件。

（三）健康促进特点

（1）健康促进是健康与环境的整合，强调人与环境的协调发展。

（2）健康促进涉及全体居民的健康和生活的各个层面，而非仅限于疾病预防，是以健康为中心的全民教育，强调个体和群体有组织地参与。

（3）健康促进强调一级预防甚至更早阶段。

（4）健康促进的核心策略是社会动员，强调个体、家庭、社区和各种群体积极地参与。

（5）健康促进工作主体不仅是卫生部门，包括各个领域。

（四）健康促进目的

（1）控制可能影响个人与群体健康的危险因素。

（2）减少一些个人或群体无法解决的影响健康的危险因素。

（3）增强个人的控制能力。

二、社区健康促进相关理论与模式

（一）健康促进模式

健康促进模式（health promotion model，HPM）是美国护理学者勒·潘德（Nola J. Pender）于 20 世纪 80 年代提出的。该模式是全面预测健康促进行为的模式，强调认知因素在调节健康行为中的作用，主要用于个体及家庭护理中的健康促进行为及其相关研究。勒·潘德及其同事发明的研究工具被各国广泛应用于测试不同人群的健康行为，各国护士常应用此模式研究和指导健康促进行为。

健康促进模式主要由三个部分组成：认知因素、修正因素及提示线索。

1. 认知因素（cognitive perceptual factors）

认知因素是人采用某种健康行为的激励因素，包括对健康重要性的认识、健康的控制感、自我效能、健康状态、对采取健康促进行为所得益处的认识等。

2. 修正因素（modifying factors）

修正因素包括：①人口统计学方面的因素，如年龄、性别、种族、受教育程度、经济收入等；②生理或身体功能的特征，如身高、体重；③人际关系方面的因素，如重要关系人的期望及影响，家庭的保健方式、卫生保健人员的影响；④情境因素，指促进健康的可选择性和可利用性；⑤行为因素，指以前曾经采取健康促进行为的经历、对采取健康促进行为的认知及行为技巧。

3. 提示线索（cues to action）

提示线索是指身体内在的征兆或环境的信息，如报纸及杂志等公众媒体的宣传、亲朋好友的忠告、卫生保健人员的提醒等。

健康促进模式整合了护理及行为科学关于健康行为影响因素的相关观点，着重探讨激发个体采取健康促进行为的生物－心理－社会机制。其强调在健康促进过程中个人的主观能动性，通过健康教育，在认知、感知方面有效地帮助个人改变其不良的生活方式，使其主动追求健康行为。该模式突出了评估在健康促进中的重要性，通过评估能找出不利于健康的因素，并根据这些不利因素有针对性地确定所需采用的护理方法。因此，根据此模式所确定的护理方法具有明确的指向性和有效性。该模式语言表述清晰，内容简明易懂，便于护士理解和接受，操作性强。

（二）健康促进的策略

（1）制定健康的公共政策。健康促进超越了保健范畴，它把健康问题提到了各个部门、各级领导的议事日程上，使其了解他们的决策对健康的影响并使他们承担对健康促进的责任。健康促进的内容包括政策、法规、财政、税收和组织改变等。健康促进政策要适用于非卫生部门，并考虑在执行过程的障碍及克服的方法。领导的重视应体现在组织、政策和资源上。

（2）创造支持性环境。人类与其生存的环境是密不可分的，这是健康促进采取社会－生态学方法的基础。健康促进在于创造一种安全、舒适、令人满意和愉悦的生活和工作条件。任何健康促进策略必须基于保护自然，创造良好的环境以及保护自然资源等理念。生活、工作和休闲模式的改变对健康有重要影响。

（3）强化社区性行动。健康促进工作是通过具体和有效的社区行动开展的，包括确定需要优先解决的健康问题、设计策略及执行。这一过程中的核心问题是赋予社区居民自主参与等一系列权利。社区性行动在于利用社区现有人力、物力资源以增进自我帮助和社会支持，并形成灵活的体制，促进公众参与卫生工作和指导卫生工作的开展，形成以社区为主体的工作模式。

（4）发展个人技能。健康促进通过健康教育支持个人和社会的发展。这样做的目的是使社区居民能更有效地维护自身的健康和他们的生存环境，并做出有利于健康的选择，促使社区居民终身学习，了解人生各个阶段的特点，并知道如何处理慢性病和意外伤害等。

（5）调整卫生服务方向。卫生部门的作用不仅仅是提供临床治疗服务，而且还要注意调整健康促进的方向。卫生服务中的责任要求由个人、社区组织、卫生专业人员、卫生服务机构和政府共同承担。调整卫生服务方向也要求更重视卫生研究及专业教育与培训的转变。医疗卫生体制改革要坚持以人为本、以健康为中心、以初级卫生保健为方向。

（三）健康促进与健康教育的关系及发展意义

1. 健康教育与健康促进的关系

（1）健康教育需要健康促进的指导和支持。行为的改变需要一定的环境和条件，如果没有健康促进，仅仅依靠健康教育不能达到改善行为的目的。

（2）健康促进需要健康教育的推动和落实。健康促进战略及相关领域活动的开展，必须依靠具体的健康教育活动的开展来推动。健康促进战略的实施和目标的实现，又为健康教育的发展提供了机遇，也提出了挑战。

总而言之，健康教育是健康促进的基础和重要组成部分，健康促进是健康教育发展的结果，即健康促进包含健康教育。（图2-5）

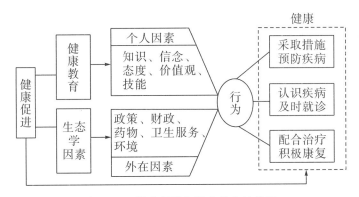

图 2-5　健康促进与健康教育的关系

2. 健康教育与健康促进的发展意义

随着生活水平的提高，人们越来越重视健康，渴望获得相关的卫生保健知识。因此，健康教育领域形成了一个巨大的需求市场。开展健康教育需要考虑政策、环境的支持；需要被纳入社会发展的规划和卫生服务的范畴；需要动员与协调社区各部门、各阶层人士积极参与，增进社区居民健康意识，处理好卫生与经济发展的关系；需要社区做出承诺、采取行动，最终形成一种可持续发展机制。在健康教育与健康促进的发展过程中，还有很多理论和实践有待于我们去挖掘、去探索，其前景非常广阔。

【小结】

社区健康教育是有目的、有计划、有组织、系统的教育活动，其实施质量取决于是否有合理的计划、科学的组织与管理。健康教育程序的理论基础是护理程序，其步骤为健康教育的评估、诊断、计划、实施和评价。

健康促进是促进人们控制影响健康的因素，维护和提高自身健康能力的过程，是协调人类与环境之间的战略。它规定了个人与社会对健康所负的责任，以健康教育、组织、立法、政策和经济等综合手段对有害健康行为和不良生活方式进行干预，创造良好的社会和生态环境，以促进人类的健康。

【习题】

一、选择题

1. 下列关于社区健康教育对象的说法，错误的是（　　　　）。

A. 患病人群是社区健康教育对象

B. 高危人群是社区健康教育对象

C. 健康人群不是社区健康教育对象

D. 患者家属及照顾者是社区健康教育对象

E. 健康人群是社区健康教育对象

2. 健康教育最基本也是最主要的方式是（　　　）。

A. 语言健康教育 　　　　　　　　　B. 文字健康教育

C. 形象化健康教育 　　　　　　　　D. 电化健康教育

E. 民间传统健康教育

3. 特别适用于技能训练和行为改变的健康教育方法是（　　　）。

A. 专题讲座 　　　　　　　　　　　B. 健康咨询

C. 小组讨论 　　　　　　　　　　　D. 同伴教育

E. 交谈

4. 知道"吸烟危害健康"→确信"戒烟有益于健康"→决心戒烟→戒烟，这种健康教育理论属于（　　　）。

A. 健康信念模式 　　　　　　　　　B. 知－信－行模式

C. 传播模式 　　　　　　　　　　　D. 健康动员模式

E. 以上都不是

5. 某社区实施母乳喂养健康教育计划 1 周年，100％的孕妇能说出母乳喂养的好处、母乳喂养的技巧，100％的孕妇认同应母乳喂养孩子，97％的产妇实行母乳喂养。

（1）100％的孕妇能说出母乳喂养的好处、母乳喂养的技巧属于具体目标中的（　　　）。

A. 总目标 　　　　　　　　　　　　B. 具体目标

C. 教育目标 　　　　　　　　　　　D. 行为目标

E. 健康目标

（2）以上指标属于健康教育评价中的（　　　）。

A. 形成评价 　　　　　　　　　　　B. 总结评价

C. 过程评价 　　　　　　　　　　　D. 经费评价

E. 效果评价

（3）本次健康教育依据的健康教育理论为（　　　）。

A. 信念行为模式 　　　　　　　　　B. 知－信－行模式

C. 传播模式 　　　　　　　　　　　D. 行为干预模式

E. 以上都不是

二、简答题

1. 简述健康信念模式的要点。

2. 简述健康促进规划设计的一般程序。

第三章　居民健康档案

【教学目标】

掌握：

1. 居民健康档案的概念、种类；
2. 建立居民健康档案的目的和作用。

熟悉：

居民健康档案的管理及使用。

理解：

居民健康档案建立的意义。

了解：

居民健康档案的内容。

【案例导入】

刘军是一名社区护士，今天去社区内小芳家进行新生儿家庭访视，并为新生儿建立居民健康档案。

请问：

1. 什么是居民健康档案？有什么意义？
2. 请简述建立居民健康档案的流程。

社区卫生服务是社区服务中最基本、最普遍的形式。它是以全科医生和基层卫生机构为主体，以人的健康为中心，以家庭为单位，以社区为范围，以需求为导向，以老年人、妇女、儿童、慢性病患者、残疾人等为重点，以解决社区卫生问题、满足社区居民基本保健需求为目的，融预防、保健、医疗、康复、健康教育和计划生育技术指导为一体的，有效、经济、方便、综合、连续的卫生服务。

开展社区卫生服务工作，首先要建立居民健康档案。居民健康档案的建立是开展社区卫生服务的重要内容和环节，是一项基础性工作。

第一节　居民健康档案的定义、类型、内容与建立的意义

一、居民健康档案的定义

居民健康档案是医疗卫生机构为城乡居民提供医疗卫生服务过程中的规范记录，是以居民个人健康为核心、贯穿整个生命过程、涵盖各种健康相关因素的系统化文件记录。完整的居民健康档案包括以问题为导向的病史记录和健康检查记录，以预防为主的保健卡，以及与个人、家庭和社区健康有关的各种记录。社区医护人员可以通过居民健康档案较全面地认识社区居民的健康状况、家庭问题和对卫生资源的利用情况，从而有的放矢地提供社区卫生服务。

二、居民健康档案的类型及内容

根据档案主体，居民健康档案可分为个人健康档案、家庭健康档案和社区健康档案。

根据档案记录材质，居民健康档案可分为纸质健康档案和电子健康档案。电子健康档案和新型农村合作医疗、城镇基本医疗保险等医疗保障系统相衔接，实现了各医疗卫生服务机构间数据的互联互通，有利于提高卫生服务的效率、改善服务质量、节约医疗费用。

（一）个人健康档案

个人健康档案是以居民个人健康为中心，动态记录个人生命过程中各种健康相关信息的系统性文件。根据国家卫生健康委员会的相关规定，建立个人健康档案对象为辖区内常住居民（包括居住半年以上的户籍居民及非户籍居民）。个人健康档案主要包括：个人基本信息表、健康体检表、重点人群健康管理记录表、其他卫生服务表、居民健康档案信息卡等。

（二）家庭健康档案

家庭健康档案是以家庭为单位，记录家庭成员及家庭整体相关健康问题而形成的系统性文件。其主要包括家庭基本资料、家庭评估资料和家庭主要健康问题。家庭评估资料主要包括家庭结构、家庭功能、家庭生活周期、家庭内外资源等。目前常用的评估工具有家系图、社会支持度量表和APGAI家庭功能评估表等。

（三）社区健康档案

社区健康档案是记录社区健康问题、评估社区特征及健康需求的系统性文件。社区健康档案是以社区为主体，通过记录社区卫生资源、社区主要健康问题、社区居民状况，使社区医护人员能整体把握社区的健康情况，以社区为导向，为居民提供整体、协

调的医疗服务。社区健康档案主要由社区基本资料、社区卫生服务资源、社区卫生服务状况和社区居民健康状况组成。社区基本资料包括社区自然环境、人口资料、经济和组织状况；社区卫生服务资源指卫生服务机构和社区卫生人力资源状况；社区卫生服务状况指家庭访视的次数、转诊、会诊的情况等；社区居民健康状况包括社区居民患病资料、死亡资料及健康危险因素评估等。

三、建立居民健康档案的意义

建立居民健康档案，能够全面、系统地了解患者的健康问题及健康问题的发生、发展的相关背景，从而更好地利用社区卫生人力、物力及财力资源，为社区居民提供高质量的、连续的医疗卫生保健服务，满足社区居民对医疗服务的需求。

居民健康档案涵盖了社区居民个人及其家庭的基本资料、健康状况及健康管理等全面、系统的健康信息，可以用于全科医疗和社区护理的教学及社区卫生服务人员的培训，有利于培养学生的临床思维能力，提高社区卫生服务人员的业务能力。

系统的居民健康档案可用于评价全科医生和社区护士的服务质量及技术水平，有时还可能作为处理医疗纠纷的法律依据。

完整的居民健康档案不仅记录了居民健康状况的全部信息，还记录了社区卫生服务机构、卫生人力等资源，可作为医疗管理机构和政府决策部门收集基层卫生服务信息的重要途径，为制订卫生服务规划提供参考依据。

目前，我国城乡居民健康档案管理服务已经纳入《国家基本公共卫生服务规范（第三版)》，是居民享有均等化公共卫生服务的具体体现。科学、系统、完善的居民健康档案是社区卫生机构为居民提供高质量医疗卫生服务的保证，同时为各级政府及卫生行政部门制定相应政策提供了重要的参考依据。

第二节　居民健康档案的建立、管理与使用

2015 年，国家卫生和计划生育委员会和国家中医药管理局联合发布的《关于进一步规范社区卫生服务管理和提升服务质量的指导意见》中提出了"到 2020 年，力争实现让每个家庭拥有一名合格的签约医生，每个居民有一份电子化的健康档案"的目标。

一、居民健康档案的建立

目前居民健康档案的建立主要有两种方式，即个别建档和普遍建档。

个别建档是辖区居民到卫生服务中心接受服务时，社区护士根据其主要健康问题和服务提供情况填写相关记录并建立档案的方式。

普遍建档是通过入户、疾病筛查、健康体检等多种方式为居民建立健康档案，并根据其主要的健康问题和服务提供情况填写相应记录的方式。

已经建立电子档案信息系统的地区应由乡（镇）卫生院、村卫生室、社区卫生服务中心通过上述方式为居民建立电子健康档案，并发放国家统一标准的居民健康档案信息

卡（医疗保健卡），以有效利用电子健康档案。

居民健康档案建立流程如图 3-1 所示。

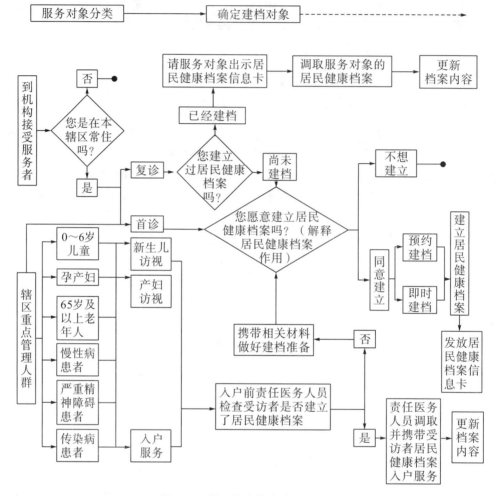

图 3-1　居民健康档案建立流程图

为了使居民健康档案能够完整地反映个体、家庭和社区的健康状况，应及时建立健全社区居民健康档案。在建档时需遵循以下原则。

（一）完善性

完善性主要体现在居民健康档案的内容方面。我们知道，有些健康问题通过短期观察和了解就可以做出判断，而有些健康问题要通过长期的观察、分析和综合才能做出正确的判断。因此，社区卫生工作人员应积极主动发现居民及其家庭或社区的相关健康问题，不断完善健康档案的内容。

（二）前瞻性和动态性

健康档案的记录不仅关注过去和当前个体、家庭和社区存在的健康问题及影响因素。同时，要重视将来可能会影响服务对象健康的因素。随着时间的变化，很多信息需要不断修正，如家庭住址的变迁、家庭成员的增减等。

（三）客观性和准确性

在收集居民信息时，应本着科学严谨的态度、客观的原则，规范地进行记录，决不可弄虚作假，应付了事。尤其是在收集主观资料时，应反复接触相关人员，深入观察，才能了解真实和准确的情况。

（四）保密性

因居民健康档案涉及个人隐私，应当充分保障当事人的隐私权，不得随意泄露信息。

二、居民健康档案的管理

居民健康档案建立后的保管和使用至关重要。对于居民健康档案的保管，社区卫生机构需做到以下几点。居民健康档案管理流程如图3-2。

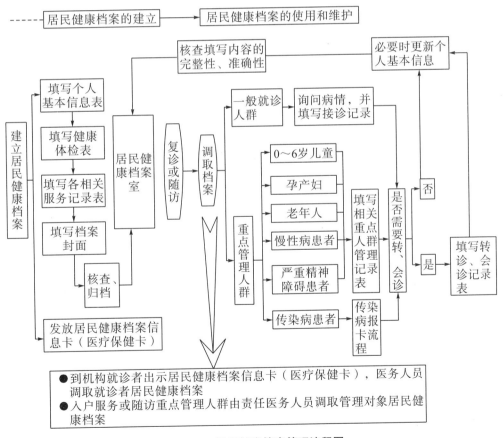

图3-2 居民健康档案管理流程图

（1）指定专人负责居民健康档案的保管和维护，配置档案信息室。

（2）以国家统一的编号顺序存放，以便于查找。

（3）积极倡导构建信息平台，完善电子档案建设，实现网上资源共享。

（4）非社区卫生机构居民健康档案管理人员，不得随意查阅档案，未经管理人员同意，任何人不得调取和转借居民健康档案。

三、居民健康档案的使用

（1）已建立居民健康档案的居民到乡（镇）卫生院、村卫生室、社区卫生服务中心复诊时，应持居民健康档案信息卡（医疗保健卡），在调取其健康档案后，由接诊医师根据复诊情况，及时更新、补充相应内容。

（2）入户开展医疗卫生服务时，应事先查阅服务对象的居民健康档案并携带相应表单，在服务过程中记录、补充相应内容。已建立电子健康档案信息系统的机构应同时更新电子健康档案。

（3）对于需要转诊、会诊的服务对象，由接诊医师填写转诊、会诊记录。

（4）所有的服务记录由责任医护人员或档案管理人员统一汇总、及时归档。

对于社区居民健康档案的建立和更新方面，虽然已在逐步完善，但目前仍然存在一些问题，如部分档案存在死档、假档，档案信息不全等问题，这需要进一步改善和发展。

【小结】

通过建立个人、家庭和社区健康档案，能够了解和掌握社区居民的健康状况和疾病构成，了解社区居民主要健康问题和卫生问题的流行病学特征，为筛选高危人群，开展疾病管理，采取针对性预防措施奠定基础。社区卫生服务中心需要建立完善的社区居民健康档案，并严格管理和有效利用，才能有针对性地开展系统的社区卫生服务。

【习题】

一、选择题

1. 个人健康档案建立的对象是（   ）。

A. 辖区所有人员

B. 辖区部分人员

C. 辖区内居住半年以上的户籍居民

D. 辖区内居住半年以上的户籍居民及非户籍居民

2. 社区卫生服务的重点人群是（   ）。

A. 患有高血压的人群

B. 患有糖尿病的人群

C. 0～6岁的儿童、孕产妇、65岁及以上老年人和慢性病患者等

D. 0～6岁的儿童、孕产妇、65岁及以上老年人

3. 居民健康档案的内容包括（   ）。

A. 居民个人基本信息

B. 居民健康体检、重点人群健康管理记录

C. 其他医疗卫生服务记录

D. 以上都是

4. 社区基本资料中不包括（　　　）。

A. 社区经济状况 　　　　　　　　　B. 社区人口学资源

C. 社区卫生资源 　　　　　　　　　D. 社区潜在资源

5. 区域化卫生信息系统不包括（　　　）。

A. 双向转诊 　　　　　　　　　　　B. 电子病历

C. 远程医疗 　　　　　　　　　　　D. 社会医疗保险

6. 下列关于居民健康档案说法中错误的是（　　　）。

A. 个人基本资料是个人健康问题记录中的主要项目

B. 个人、家庭和社区健康档案的资料是完全独立、彼此不能借用的

C. 病情流程表是某一主要问题在某一段时间内的摘要

D. 居民健康档案要统一编号，集中放在社区卫生服务机构保管

7. 建立居民健康档案的主要原则是（　　　）。

A. 自愿 　　　　　　　　　　　　　B. 人人必建

C. 引导 　　　　　　　　　　　　　D. 自愿与引导相结合

二、简答题

1. 建立居民健康档案应遵循哪些原则？

2. 建立居民健康档案的意义是什么？

第四章　家庭健康护理

【教学目标】

掌握：

1. 家庭、家庭类型及其对家庭健康的影响，家庭结构、家庭生活周期；
2. 应用家系图对家庭进行初步的健康评估；
3. 运用家庭护理程序为服务对象提供家庭护理。

熟悉：

1. 家庭护理、家庭访视、居家护理的概念；
2. 家庭护理的工作内容，家庭访视的对象、类型与内容。

理解：

1. 家庭健康护理评估的常用工具；
2. 家庭的结构。

【案例导入】

某社区护士分别对两个患相同疾病的患者的核心家庭进行了家访，却发现家庭成员间相处及对疾病的应对状况有很大差别。

家庭一：患者（丈夫）患病之前，收入较高，平时家里大小事都由患者做主。但由于患者有赌博和嗜酒的恶习，导致积蓄不多，患者患病后不能工作，家庭收入明显减少。患者出院后情绪较差，常发脾气、摔东西，责怪妻子照顾不周。妻子感到很委屈，近日出现头痛、失眠等症状，感觉快支撑不住了。儿子又因父母争吵，感到心烦，不愿待在家里，长期泡网吧。目前患者在家生活仍完全不能自理，需要他人照顾。

家庭二：夫妻平日感情很好，患者（丈夫）患病后，患者的母亲常过来帮忙照顾患者。患者的儿子在学习之余也主动帮妈妈做家务和照顾父亲。妻子在患者度过急性期以后，就注重患者的康复锻炼。在大家的共同努力下，患者的日常生活已能自理。

请问：为什么患相同疾病的两人在不同家庭会出现不同的康复情况呢？

家庭健康护理的对象是家庭，探讨的是家庭整体的健康问题，即家庭成员或家庭各阶段的健康状况。当家庭出现变化时，健康家庭能很好地适应，并及时地进行相应的角色调整，充分利用家庭内外资源，努力恢复家庭的稳定与健康。反之，当可利用的家庭资源少或能力薄弱时，家庭的变化会威胁到家庭的健康。因此，社区护士不仅要关注患者，更要关注其家庭的整体健康状况。

第一节　认识家庭

以家庭为单位进行护理是社区护士常用的工作方式，社区护士在进行家庭健康护理之前，应首先了解和熟悉与家庭相关的基础知识，为后续的家庭评估、家庭护理计划制订做准备。

一、家庭的概念

家庭的概念随着社会的发展而有所变化，有传统定义和非传统定义两种。传统定义中的家庭是指靠血缘、婚姻或收养关系联系在一起的，由 2 个或 2 个以上的人所组成的社会单位。非传统定义中的家庭除因婚姻关系和法定收养关系而组成的家庭外，包括由多个朋友组成的具有家庭功能的家庭，其成员之间的亲密关系超出了传统和固定的法律定义。

二、家庭的类型

根据人口结构、代际层次和亲属关系可将家庭分为以下几种类型。

（一）核心家庭

核心家庭指由父母及未婚子女（包括养子女）组成的两代人的家庭，仅有夫妻两人的家庭也属于核心家庭。其特点是结构简单、关系单纯，家庭成员间容易沟通，易于做出决定。核心家庭是现代社会中比较理想和主要的类型，但是其可利用资源少，出现危机容易导致家庭解体。

（二）主干家庭

主干家庭即直系家庭，是核心家庭的纵向扩大，是指由父母（单方父母）和已婚子女及孙子或外孙等三代人组成的家庭。

（三）联合家庭

联合家庭即旁系家庭，是核心家庭的横向扩大，指由父母和几个已婚子女及其孙辈居住在一起组成的家庭。其特点是规模大、人数多、结构复杂、关系繁多、难以做出统一的决定。目前，这类家庭较少见。

（四）其他类型家庭

其他类型家庭包括单亲家庭、重组家庭、隔代家庭、同居家庭等。以上类型的家庭因其家庭结构的不完整性或不稳定性，有可能诱发多种健康问题。

三、家庭的结构与功能

（一）家庭结构

家庭结构（family structure）是指家庭的成员及其相互之间的关系，包括内在结构及外在结构两方面。外在结构就是指前面介绍的 4 种家庭类型；内在结构是指家庭成员间的互动行为。家庭内在结构的 4 个基本要素为角色结构、权力结构、沟通过程和价值系统。

1. 角色结构

角色结构指家庭成员在家庭中所占有的特定地位，有正式角色和非正式角色。正式角色是指为满足家庭功能所必须执行的角色，如父亲、母亲、儿子等。非正式角色是指为满足家庭成员的情感、情绪需求，维持家庭气氛和谐而承担的角色。

2. 权力结构

权力结构指家庭成员对家庭的影响力、控制权和支配权。权力结构可分为 3 种类型。

（1）传统权威型：社会文化传统中形成的权威者在家庭中起主导作用，如男性主导社会中，家庭成员都认可父亲的权威。

（2）情况权威型：权威人物是负责供养家庭和主宰家庭经济大权的成员，可能是丈夫，也可能是妻子或女儿。如父亲原本是家中权威人物，在父亲下岗后由母亲赚钱供养家庭，则母亲成为权威人物。

（3）分享权威型：指家庭成员分享权力，共同协商决定家庭事务。

3. 沟通过程

沟通过程是指家庭成员间的交往过程，是成员间的信息、情感的传递和交流过程。沟通对于家庭健康至关重要，有很多误解和矛盾都是通过有效的沟通而得到解决的。

4. 价值系统

价值系统是指家庭判断是非的标准以及对某件事情所持的态度或信念，其影响着家庭成员对外界干预的感受和反应性行为。如家庭的疾病观、健康观、宗教观直接关系到家庭成员的就医行为、遵医性、预防措施的实行、不良行为的改正等。社区护士应了解家庭的价值观，特别是健康观，和家庭一起制订预防、治疗、保健、康复计划。

（二）家庭功能

家庭功能（family function）是指家庭对人类的功用和效能。家庭功能具有多样性、独立性，并且是随着社会发展而发展的。家庭功能具体包括以下 5 个方面。

1. 情感功能

情感功能是指家庭成员间的彼此关爱，家庭成员以血缘和情感为纽带，通过彼此的关爱和支持满足爱与被爱的需要。如夫妻之间、父母和子女之间、兄弟姐妹之间的关爱与支持。

2. 社会化功能

社会化功能主要指家庭有培养子女走向社会的责任和义务，要为子女提供教育，帮助子女适应社会，培养其正确的人生观、价值观和信念。

3. 生育功能

生育功能指家庭具有生养子女和培养下一代、维系人类种族的功能。家庭是目前社会所认可的繁衍后代的合法的社会组织，是人口再生产的唯一社会单位。

4. 经济功能

经济功能指维系家庭生活需要的经济资源，包括金钱、物质和空间等，主要表现在生产和消费两个方面，家庭成员既是消费者，也是生产者。

5. 健康照顾功能

健康照顾功能指家庭有抚养子女、赡养老人、维护家庭成员健康、相互照顾的责任和义务。

第二节　家庭健康护理程序

家庭健康护理是以家庭为单位的护理，是帮助家庭充分发挥家庭的健康潜能，预防、应对、解决家庭不同发展阶段的各种问题，以维护和促进家庭及其成员健康的活动。家庭护理程序是指运用护理程序对家庭进行护理。社区护士通过护理、评估，判断出家庭健康问题，进行家庭健康问题诊断，制订家庭健康计划，具体实施和评价效果，并根据效果提出必要的修正意见，以维护家庭正常的功能，促进家庭健康。

一、家庭健康护理评估

家庭健康护理评估（family health nursing assessment）是为确定家庭存在的健康问题而收集主客观资料的过程，是为促进家庭系统及其成员达到最佳的健康水平而进行的护理实践活动。其内容包括家庭成员个人基本情况、健康状态、生活方式、家庭的结构与功能、家庭发展阶段及发展任务、家庭健康需求及心理社会变化。

（一）评估内容

1. 日常生活能力评估

日常生活能力评估指对个体日常生活能力进行评估并指导其充分利用辅助器具、设施、日常生活照顾方法，以提高其生活自理程度。日常生活能力评估内容如下：（1）进食、饮食；（2）移动、运动和劳动；（3）日常活动、沐浴、排泄；（4）睡眠；（5）精神卫生。

2. 家庭基本资料评估

家庭基本资料包括户主名、地址、电话、家庭类型、成员基本资料（姓名、性别、年龄、家庭角色、职业、文化程度、婚姻状况、主要健康问题）。

3. 家庭结构类型及家庭内部成员的健康评估

（1）家庭结构类型的评估：判断家庭结构的类型，如核心家庭、主干家庭、无子女家庭、重组家庭、同居家庭、同性恋家庭、无亲缘关系家庭。

（2）家庭内部成员的健康评估：包括家庭角色、沟通方式、权力结构、价值观、价值冲突、生活方式等的评估。

4. 家庭保健评估

家庭保健评估包括对情感、抚养与赡养、经济、卫生保健（生活方式、疾病预防、就医行为、疾病照顾）的评估。

5. 家庭生活周期与发展阶段评估

家庭生活周期与发展阶段评估分为新婚、生育、学龄前儿童、青少年期、子女离家、空巢期、退休等阶段。

6. 家庭资源评估

（1）家庭内资源评估：包括经济、精神、医疗、关爱、信息和教育等的评估。

（2）家庭外资源评估：包括社会、文化、宗教、经济、教育、环境、娱乐、家庭压力、家庭危机（生育、离异、酗酒）等的评估。

7. 家庭环境评估

家庭环境评估包括住所、近邻、社会圈、社会文化、人际关系、受教育程度、压力来源等的评估。

8. 个体需求评估

个体需求评估包括对生理、心理、社会、精神等需求的评估。

（二）评估工具

常用的家庭健康护理评估工具有家系图、APGAI 家庭功能评估表、社会支持度量表等。

1. 家系图

家系图又称家庭结构图，是以家谱的形式记录家庭结构、家庭关系、生活事件、健康问题等家庭信息的示意图。社区护士根据家系图能迅速评估某家庭基本情况、判断该家庭健康角色和重点干预对象。

一个家系图一般由三代人组成，从上到下辈分降低，从左至右年龄降低；夫妻双方的家庭都可包含在内；每个成员的符号旁边，可按需要加注年龄及结婚、离婚、死亡、退休等生活事件。家系图的设计原则：（1）包括 3 代或 3 代以上所有成员；（2）包括所有家庭成员的姓名、年龄或出生日期；（3）记录所有死亡信息，包括死亡年龄或日期及死因；（4）记录家庭成员的主要疾病或问题；（5）标出在同一处居住的成员；（6）记录结婚和离婚日期；（7）将子女由左至右按年龄大小依次列出。家系图常用符号如图 4-1。

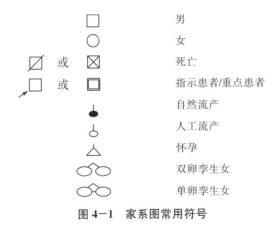

图 4-1　家系图常用符号

2. APGAI 家庭功能评估表

APGAI 家庭功能评估表又称家庭关怀度指数表，是用来粗略、快速检测家庭功能的问卷，能反映个别家庭成员对家庭功能的主观满意度，适合在社区使用。该评估表共有 5 个题目，每个题目代表 1 项家庭功能，分别为适应度（adaptation）、合作度（partnership）、成熟度（growth）、情感度（affection）、亲密度（intimacy），因此简称APGAI 家庭功能评估表。（表 4-1）

表 4-1　APGAI 家庭功能评估表

家庭功能	事项	分值数
适应度	当我遇到问题时，可以从家人处得到满意的帮助	

续表

家庭功能	事项	分值数
合作度	我很满意家人与我讨论各种事情及交待问题的方式	
成熟度	当我希望从事新的活动或发展时家人都能接受且给予支持	
情感度	我很满意家人对我表达感情的方式及对情绪（如愤怒、悲伤、爱）的反应	
亲密度	我很满意家人与我共度时光的方式	

评分标准：经常（2分），有时（1分），几乎从不（0分）。总分0~3分，家庭功能严重障碍；总分4~6分，家庭功能中度障碍；总分7~10分，家庭功能良好。

3. 社会支持度量表

社会支持度是指以家庭特定护理对象为中心的家庭内外关系的相互作用程度。社区护士通过社会支持度量表可较完整地了解家庭目前的社会关系和可利用的资源。

（三）评估注意事项

（1）以家庭为整体。社区护士进行家庭健康护理评估时应将家庭视为一个整体，可以家庭中特定的护理对象（如患者）为突破点，了解其家庭类型、家庭关系、家庭功能、家庭资源利用情况等。但社区护士应避免在进行家庭健康护理评估时，仅注重收集家庭中患病成员的资料，而忽视其他成员的资料。

（2）运用多种方法收集资料。观察法和交谈法是收集资料的主要方法。通过观察法可评估家庭环境和家庭成员之间的沟通方式，通过交谈法则可了解家庭成员的健康情况、家庭结构、家庭功能和家庭资源等。同时，社区护士还可利用查阅社区居民的病历记录、居民健康档案等方法来收集家庭资料。

（3）避免主观判断。社区护士应认识到家庭的多样性，某一问题在不同的家庭可能有相同的回答，但问题的根源和处理办法可能不尽相同。在进行家庭健康护理评估前，社区护士应避免利用自身的经验和感觉做出主观判断。

（4）评估贯穿家庭护理始终。家庭结构、家庭生活周期和家庭成员的健康状况是动态变化的。所以，在整个家庭健康护理过程中，应不断进行家庭健康护理评估，及时调整护理诊断和护理措施。

二、家庭健康护理诊断与计划

（一）家庭健康护理诊断（family health nursing diagnosis）

家庭健康护理诊断是根据评估收集的资料，对现存的家庭问题进行判断，确定需要救助项目的过程。其包括资料的收集与分析、确定护理诊断和排序。

1. 资料的收集与分析

完成资料收集工作后，就进入分析与综合阶段，即对资料进行分类和解释，找出正常和异常表现，为提出家庭护理诊断提供线索。在收集和分析资料时，需对社区家庭的具体问题进行具体分析。例如，家庭的一般资料、家庭患病成员的状况、家庭结构、家庭功能、家庭生活周期、家庭资源及社会关系、家庭健康问题应对能力等。

2. 确定护理诊断和排序

护理诊断是对个人、家庭或社区现存的或潜在的健康问题以及生命过程的反应的一种临床判断，是社区护士选择护理措施的基础。社区护士需根据问题的严重程度，按照由重到轻、由急到缓的原则将护理诊断进行排序。把对家庭威胁大、后果严重、急需解决的健康问题排在首位，优先解决，其他问题依次解决。

（二）家庭健康护理计划（family health nursing planning）

家庭健康护理计划是以家庭健康护理诊断出的健康问题为依据，确定护理目标、选择护理措施的过程。长期目标是社区护士和家庭希望达到的最终目标，短期目标是指为实现长期目标，在几天、几周或几个月内应达到的分目标。明确的护理目标是实现护理计划的基础，是护理实施和评价的标准。护理目标和计划的制订原则如下：（1）家庭成员需参与护理计划的制订。（2）计划应切实可行，操作性强，对家庭健康护理有指导意义。（3）目标设立要符合家庭实际情况。（4）计划制订要结合家庭健康价值观。

三、家庭健康护理实施与评价

（一）家庭健康护理实施（family health nursing implementation）

家庭健康护理实施是将家庭健康护理计划付诸行动的过程。计划实施过程中，主要责任者和实施者是家庭成员。社区护士为家庭提供信息和指导，必要时给予帮助，其原则如下：

（1）与家庭建立良好的人际关系，取得家庭的信任和支持。

（2）以全体家庭成员为服务对象，以家庭急需解决的健康问题为工作重点。

（3）运用护理程序并选择合适的护理服务形式。

（4）家庭成员是家庭健康护理的主体，应鼓励全体家庭成员积极参与，促使家庭形成自我解决问题的能力。

（5）充分评估和利用家庭内外部资源。

（6）与社区医生、康复治疗师及其他社会组织保持良好沟通，协助家庭获得有效的社会支持。

（二）家庭健康护理评价（family health nursing evaluation）

家庭健康护理评价是指对家庭健康护理进行全面检查和控制，其贯穿于整个家庭护理过程，包括过程评价和结果评价。

1. 过程评价

过程评价又称阶段评价或形成性评价，主要分为以下几个阶段。

（1）评估阶段：评价资料收集方法是否合理，收集的资料是否完整，是否有利于确定家庭主要的健康问题。

（2）诊断阶段：评价护理诊断是否体现了家庭健康的主要问题，评价家庭成员对护理诊断的反应。

（3）计划阶段：评价护理计划的制订是否考虑到了家庭资源实际情况、家庭成员对护理计划的态度。

（4）实施阶段：评价护理计划是否顺利执行。如遇障碍，社区护士应和家庭成员一起讨论，确定障碍因素，采取相应的措施。

2. 结果评价

结果评价又称总结性评价，评价家庭在接受护理干预后是否达到了预期目标。结果评价能使社区护士了解工作的可行性和有效性，为今后工作提供经验和建议。

3. 家庭健康护理评价的结果

通过家庭健康护理评价，社区护士可以改进护理计划，提高护理质量。家庭健康护理评价可能有3种结果。

（1）修改：护理程序的各阶段都可以根据评价的结果进行修改，从而使护理活动更符合家庭需求。

（2）继续：通过评价，社区护士发现评估、诊断、计划和实施过程对服务家庭是有效的，可以继续实施。

（3）结束：护理目标已达到，不再需要护理干预，社区护士与家庭的伙伴关系暂时解除，社区护士退出家庭系统，这也是家庭健康护理程序的组成部分。在制订护理计划时，社区护士应该让家庭了解护理结束的标准，以使家庭做好充分的准备，逐渐适应社区护士退出后的自我照顾和自我管理状态。

第三节　家庭访视

一、家庭访视的概念

家庭访视（home visit）简称家访，是指为了维持和促进家庭健康，在服务对象的家里进行的有方法、有目的的交往活动。家庭访视是社区护士评估社区居民健康状况和对家庭进行健康管理的重要工作方法，是社区护理的主要服务形式。

二、家庭访视的目的

（1）早期发现家庭及家庭成员潜在的或现存的健康问题，确认阻碍家庭健康的相关因素，结合家庭内外部资源，寻求解决问题的办法。

（2）为居家患者或残疾人提供适当而有效的护理服务。

（3）提供有关健康促进和疾病预防的健康教育，提高家庭成员的自我健康管理能力。

（4）鼓励家庭充分利用健康资源，建立有效的社会支持系统。

（5）通过对社区某些具有共性健康问题的家庭进行评估和分析，提供判断社区健康问题的线索。

（6）有利于社区护士与服务对象建立融洽的合作关系，便于家庭健康护理计划的实施和评价。

三、家庭访视的类型

（1）预防保健性家庭访视：主要进行疾病预防、保健方面的工作，包括产前访视、产后访视和计划免疫访视等。

（2）评估性家庭访视：对服务对象的家庭进行评估，常用于有家庭危机或心理健康问题的患者及老年人、体弱者、残疾人的家庭。

（3）连续照顾性家庭访视：为患者提供连续、定期的照顾，常用于有慢性病或需要康复护理的患者、临终患者及其家属的家庭。

（4）急诊性家庭访视：解决临时的、紧急的情况或问题，具有随机性。

四、家庭访视的对象

家庭访视的对象是管辖区内所有的家庭，重点是困难群体，包括特困家庭、健康问题多发家庭、结构不完整家庭、具有遗传性危险因素或有残疾者的家庭、功能不完善家庭、具有慢性病患者且缺少支持系统的家庭等。

五、家庭访视的过程

（一）访视前的准备工作

充分的准备是家庭访视成功的前提条件。准备内容包括选择访视对象、确定访视目的、准备访视物品、联络受访家庭、安排访视路线。

（1）选择访视对象。当社区护士负责的访视对象的数量较多时，应在有限的时间、人力情况下，有计划、有重点、有目的地安排家庭访视的优先顺序。家庭访视时，应优先考虑健康问题影响多个家庭成员的家庭、健康问题对生命有严重影响的家庭、有容易产生后遗症的健康问题的家庭、利用卫生资源能控制疾病的家庭进行访视。

（2）确定访视目的。社区护士在进行家庭访视前，应先确定访视的目的，再制订实际访视中的具体程序。初次访视时，社区护士可先查看家庭健康档案及病史资料，或通过电话联系访视对象及其家属,了解访视对象信息,便于确定访视目的。对于需连续性护理的家庭,应列出其护理目标的具体内容。经过一段时间护理后,根据目标评价护理效果,并对目标、护理计划、护理措施及评价方法及时做出改进。

(3)准备访视物品。根据访视对象和访视目的准备访视物品,包括基本物品和增设物品两类。基本物品:①体格检查工具,如体温计、血压计、钟表、压舌板、手电筒、量尺等;②常用消毒物品和器械,如酒精、棉球、纱布、剪刀、止血钳等;③隔离用物,如消毒手套、口罩、工作服、帽子等;④常用药物及注射工具;⑤其他,如记录单、地图、健康教育资料、联系工具等。增设物品有新生儿体重秤、包布、母乳喂养和预防接种的宣传材料等。

(4)联络受访家庭。访视前,社区护士需事先与受访家庭预约,商定访视时间和注意事项。

(5)安排访视路线。社区护士根据当天的访视对象及访视顺序安排访视路线,并在访视机构留下访视出发时间及预计回归时间、访视对象地址、联系方式等信息,以备出现特殊情况时,访视机构能与社区护士取得联系。

(二)访视中的工作

(1)建立信任关系。初次访视时,社区护士要向访视对象出示工作证,介绍所属单位名称和性质,做自我介绍,核对访视对象的住址和姓名。通过简短的社交过程建立信任、友好、合作关系。受访家庭有权决定访视时间和访视人员,甚至拒绝访视。如被拒绝,社区护士应分析被拒的原因,并解释访视的目的和必要性,必要时可签订家庭访视协议。

(2)护理评估、计划与实施。访视工作应按护理程序进行。通过评估确定家庭现存或潜在的健康问题,或自上次访视后的变化情况;与访视对象共同制订或修改护理计划;护理操作过程中,严格按照无菌原则和消毒隔离制度,防止交叉感染;进行健康教育,培养家庭自我护理能力,必要时介绍转诊机构和转诊方法;操作后妥善处理废弃物,整理用物并洗手。

(3)简要记录访视情况并预约下次访视时间。社区护士对收集到的主客观资料进行简要的记录,包括访视日期、到访和离开时间、访视对象、病情发展情况、提供的护理服务等。记录时不要忽略了与访视对象的谈话,并与访视对象约定好下次访视时间,并在访视对象家中的日历上做好标记,以提醒访视对象做好安排。

(4)结束访视。社区护士与访视对象一起做简要总结。若访视对象的健康问题已解决,即可结束访视服务;若健康问题尚未完全解决,在访视对象同意的基础上共同决定是否安排下次访视。

(三)访视后的工作

(1)消毒及物品的补充。社区护士访视结束返回工作单位后,要洗手,必要时沐浴;处理所有使用过的物品,整理和补充访视包内的物品。

(2)记录和总结。社区护士整理访视记录,评价护理目标达成情况;录入资料库或记录系统，建立健康档案和病历。

（3）修改护理计划。社区护士根据所收集的家庭健康资料和新出现的问题，修改并完善护理计划；如访视对象的健康问题已解决，可终止家庭访视。

（4）协调合作。社区护士采用个案讨论、汇报等方式，与其他社区工作人员交流访视对象的情况，共同商讨解决方案。

（四）访视的注意事项

（1）着装和态度。着装要注意穿符合社区护士身份的职业服装，要整洁、便于工作。态度要求合乎礼节、稳重大方，能体现出对受访家庭的关心和尊重。社区护士应利用人际沟通技巧与受访家庭建立信任关系。

（2）伦理。社区护士应保护访视对象的隐私，同时注意不要让自己的态度、价值观、信仰等影响访视对象。在与访视对象建立良好的信赖关系的同时，也要注意不要对某一家庭成员过分热情，以免被认为结成不适当的同盟关系。

（3）安全。访视前应与受访家庭取得联系，确定地址和到达方式，尽量要求访视对象的家属在场；与其他人员一起确定访视路线，并将当日访视家庭地址、电话等信息在单位备案；社区护士有权要求有陪同人员同行；如果在家庭访视时，遇到一些精神异常、易怒、情绪反复无常或有敌意的访视对象，社区护士在提供急需的护理后可立刻离开现场；如果在受访家庭中看到如打架、酗酒、吸毒等危险情况，可立即离开，并报告相关部门。

（4）访视时间。访视时间以 20~60 分钟为宜，访视应避开家庭吃饭、会客和睡觉时间。访视过程中要引导访视对象进入正题，合理打断闲聊，节约访视时间。

（5）服务项目与收费。预约访视时，与访视对象明确服务项目与收费项目，访视护士一般不直接参与收费。

第四节　居家护理

一、居家护理的概念

居家护理（home care nursing）是指社区护士直接到服务对象家中，向家庭中的患者提供连续的、系统的基本医疗护理服务。患者既能享受到专业的医疗护理服务，又能享受正常的家庭生活；既减少了患者在医院与家庭间的奔波，又节约了医疗护理费用。

二、居家护理的对象及内容

（一）护理对象

居家护理的主要服务对象包括老年人、居家慢性病患者、康复期患者、重症晚期居家患者、有残疾与精神障碍等特殊患者。一般居家护理服务机构应制订相应的收费标准，符合条件时才提供相应的服务。符合以下任一项或一项以上时可获得居家护理服务：

（1）患者与家属有居家护理需求，且愿意接受居家护理相关的付费事宜。

（2）患者病情稳定，且能在家中进行医护措施。患者家中必须有能担负照顾责任的人。

（3）患者有明确的医疗及护理项目需要。如一般的治疗处置：插导尿管、气管插管、造口等。

（4）患者自我照顾能力有限，如活动受限。

（5）患者愿意签订家庭护理服务知情同意书。

（二）护理内容

居家护理根据依托的部门不同，其服务内容也有所不同。居家护理通过定期的访视，主要提供以下服务项目。

（1）一般伤口护理，如压疮、外伤及其他原因所致的伤口护理。

（2）各种导管的更换和护理，如鼻导管、胃管、气切套管等的更换和护理。

（3）各种注射，如肌内、皮下、皮内、静脉注射，静脉输液等。

（4）符合个别需求的护理，如小量灌肠、会阴冲洗、雾化吸入、体位引流、膀胱训练等。

（5）一般身体检查，如测量血压、测定血糖及尿糖、评估病情、确定健康问题。

（6）采集标本并送检，如血液、尿液、痰及粪便标本等。

（7）各种个体化需求的护理指导。

（8）营养及康复运动指导。

（9）对家属的指导。患者家属在居家护理过程中起着重要的辅助作用，社区护士要给予必要的指导，协调好患者与家属的关系，为患者的康复提供良好的家庭氛围。

三、居家护理的形式

（一）社区卫生服务

社区卫生服务是我国主要的居家护理服务形式，由社区卫生服务中心的护士为本社区的服务对象提供相应的护理服务。这种居家护理服务形式是城市社区卫生服务网络的主要组成部分，为患者居家护理提供了服务平台。

（二）家庭护理服务

家庭护理服务中心（family nursing care center）是一些发达国家的主要健康服务机构，美国称之为家庭服务中心，日本称之为访问护理中心。家庭护理服务中心是由医院或民间组织设立的，对家庭提供护理服务的机构。家庭护理服务中心一般由医生、社区护士、康复医生、心理咨询医生、营养师、护理员和家政人员组成。从事家庭护理服务的专职人员都必须持证上岗，都必须通过专门学校培训或参加统一考试合格后，由专门认证机关统一核发有关证件。目前我国家庭护理服务尚处于尝试阶段，发达国家正积极推广和使用这种方式，这是居家护理的发展方向。

（三）家庭病床

家庭病床也是我国常用的居家护理形式，以家庭作为护理场所，针对适宜的病种，为患者开展连续的、系统的基本医疗护理服务，既有利于促进患者的康复，又可减轻家庭经济和人力负担。

1. 家庭病床的特点

（1）以家庭为单位：重视夫妻、父母、子女等社会关系对健康的影响，依托家庭成员的支持，由多学科专业人员组成医疗团队为患者提供全方位的医疗护理服务。患者在熟悉的家庭环境中接受医疗和护理，避免了陌生的医院环境给患者带来的不安心理。

（2）以各种适合在家庭内诊疗的患者为服务对象：如慢性病患者及有一些疾病后遗症的患者。由于患者分散，多数患者行动不便，各种诊疗工作均需上门进行，导致某些医疗设备和治疗措施的应用受到一定限制。所以，病情严重、复杂、反复多变的患者仍需到医院诊治。

（3）以慢性病和老年病为主要病种：这些疾病的病因复杂、病程长、反复发作、并发症多，需长期治疗，且常常多种疾病并存，需要医护人员运用多种治疗和护理方法，开展家庭治疗、家庭护理、家庭康复和保健等。

（4）服务具有独立性：家庭病床的每一次服务，如出诊、巡诊、治疗、护理、康复、检查，均由单一医护人员在患者家里独立完成。因此，家庭病床的医疗护理工作具有很强的独立性。这就要求家庭病床的医护人员具有很强的自律性、高度的责任心、精湛的专业技能和灵活的应变能力。

2. 家庭病床的管理

（1）家庭病床一经建立，责任医生应于 24 小时内上门检查患者，建立家庭病床病历，制订诊疗护理计划，交代注意事项，签订家庭病床服务协议书。

（2）责任医生应完整填写相关信息，规范书写家庭病床病历。病历包括家庭病床病历封面、家庭病床巡诊日记记录单、家庭病床病历首页、病程记录、会诊记录、转诊记录、病历讨论记录、医嘱单、化验单（检验报告）、家庭护理评估表、护理记录单、撤床小结等。责任医生应在建床 24 小时内完成病历书写，建床时间超过 3 个月者要有阶段小结。

（3）家庭病床管理遵循病房管理的基本原则，实行分级管理：①特级：临终关怀、输液等须护士陪护者；②一级：每日查床；③二级：每周 2~3 次查房；④三级：每周 1 次查房。

（4）实行家庭医生首诊、全程负责制，责任医生根据病情对家庭病床患者进行分级管理，定期查床，并将病情变化、检查结果、治疗效果、诊断变更等及时记入病程。

（5）家庭病床应每月做阶段小结，总结病情及疗效，修订诊断、治疗、护理计划。

（6）若患者撤床、转院、死亡，应及时开具撤床通知单，并书写撤床小结或死亡小结。

（7）家庭病床患者需要会诊时，由责任医生开具会诊单，向上级或有关科室请求会诊，危重病例可申请紧急会诊，并做好会诊记录。

（8）家庭病床患者需要转院时，由责任医生与有关科室管理者联系，经同意后由接收单位签具转院证明。转诊后家庭病床的患者若经住院治疗病情好转，可出院再转入家庭病床继续治疗。

（9）医护人员应严格遵守各项管理规定，严格执行技术操作规范。

3. 我国家庭病床的发展

20 世纪 50 年代中期，天津等城市曾推行过家庭病床，被认为是行之有效的医疗服务方式。1984 年，卫生部相继颁发了《关于进一步加强家庭病床工作的通知》和《家庭病床暂行工作条例》，将家庭病床服务纳入规范化管理。但随着社会发展，各地建立起新型社会医疗保险制度，家庭病床的使用逐渐减少，地区发展也不平衡。其主要原因有：收费标准低，服务者收益微薄；未纳入医疗保险范围；患者趋向直接到大医院就医；认为家庭病床存在医疗风险等。近年来，由于一系列政策的出台和各级政府对基层卫生服务，特别是社区卫生服务投入的加大，家庭病床作为社区卫生服务的主要模式之一，在社区得以迅速发展。

【小结】

通过认识家庭健康护理和居家护理，了解家庭健康护理程序、内容和家庭访视程序，进行家庭健康护理基本评估，促进家庭健康护理。

【习题】

一、选择题

1. 负责供养家庭、掌握家庭经济大权的人就是家庭的权威人物，这种家庭权力结构属于（　　）。

A. 传统权威型　　　　　　　　　　B. 分享权威型

C. 情况权威型　　　　　　　　　　D. 情感权威型

E. 以上都是

2. 下列选项不属于家庭内在结构的是（　　）。

A. 角色结构　　　　　　　　　　　B. 权力结构

C. 沟通过程　　　　　　　　　　　D. 价值系统

E. 家庭人口结构

3. 下列不属于家庭访视范围的是（　　）。

A. 产后 2 周的产妇　　　　　　　　B. 计划免疫的儿童

C. 手术切除阑尾的患者　　　　　　D. 截肢手术需康复的患者

E. 有慢性病患者的家庭

4. 社区护士小李准备到社区黄奶奶家中进行家庭访视，小李家访的准备工作不包括（　　）。

A. 电话联络黄奶奶　　　　　　　B. 查看黄奶奶家庭资料

C. 家庭护理评估　　　　　　　　D. 安排访视路线

E. 准备访视用物

二、简答题

1. 简述家庭访视的注意事项。

2. 王老，男，76岁，因脑卒中导致下半身瘫痪，每天只能躺在床上。王老共有1儿2女，与儿子一起住。儿子是教师，患有原发性高血压4年，长期服用降压药。自从王老患病后，由于子女工作忙，王老的老伴一个人承担对王老的护理工作。其子女定期给两位老人一定的生活费，但相互之间来往较少。最近王老的老伴主诉腰痛，晚上入睡困难，夜间多次觉醒，晨起头晕、全身无力、疲劳。

请问：

（1）该家庭属于哪种家庭类型？

（2）该家庭类型的特点是什么？

第五章 社区儿童保健与指导

【教学目标】

掌握：

1. 预防接种的实施；
2. 儿童计划免疫程序；
3. 学龄前儿童及其家庭的保健指导与社区护理；
4. 社区儿童各期的保健与护理。

熟悉：

1. 预防接种、计划免疫的概念；
2. 学龄前儿童及其家庭的常见健康问题；
3. 托幼机构与学校卫生保健的内容；
4. 社区儿童常见健康问题及护理；

理解：

社区儿童保健的意义与内容。

【案例导入】

一个出生2月余的女婴，某日晚上发热，体温37.9℃，啼哭不止，家长自认为温度不算很高，未采取退热措施。用母乳安抚孩子后，孩子渐渐入睡，由于家中室温较低，家长怕孩子夜晚睡觉时冷，给孩子穿上棉衣，并盖上两层被子，心想孩子已经安静入睡，也许捂出点汗就能好。第二天清晨醒来发现孩子已呼唤不醒，于医院就诊时女婴已死亡。

请问：

1. 造成女婴死亡的原因是什么？
2. 婴幼儿时期应如何护理与保健？

第一节　概　述

一、社区儿童各期保健特点

儿童期是人一生中身心发育速度非常快的时期，也是健康问题的多发时期。一般根据儿童的发育特点，儿童期可划分为新生儿期、婴幼儿期、学龄前期、学龄期和青春期5个阶段。各期之间既有区别又有联系，既分阶段又有连续。了解各期的特点，有助于社区护士对各发展阶段的儿童进行健康管理。

（一）新生儿期

新生儿期指新生儿出生后脐带结扎到满28天这一段时间。

1. 生长发育特点

新生儿平均身长50.0cm，皮肤红润，局部色素沉着，可在臀部、腰部、背部等部位出现青色斑，随着年龄增长慢慢消退。安静时呼吸频率40~50次/分，以腹式呼吸为主；心率120~140次/分；血压平均为70/50mmHg。吸吮、吞咽功能较完善。因为新生儿胃呈水平位，贲门括约肌发育不成熟、幽门括约肌发育良好，会出现溢乳和呕吐现象。胎粪于出生后24小时内排出。睡眠时间长，每天睡眠时间维持在20小时左右。视觉、听觉、味觉、触觉、温度觉发育良好，能够辨别父母的声音、音调的高低、语速的快慢；对不同的味觉会产生不同的反应，出生后2小时就能对甜味表示愉快，尝柠檬会皱眉；在低温环境下会出现血管收缩、体温下降等反应。但痛觉、嗅觉（除对母乳外）相对较差。具有原始的神经反射，如觅食反射、吸吮反射、拥抱反射、握持反射和交叉伸腿反射。新生儿免疫功能较弱，容易发生感染；体温调节功能差，室温过高可导致发热、过低可引起硬肿症。另外，新生儿可有生理性黄疸、假月经、乳腺肿大、"马牙"、粟粒疹等生理现象。

2. 保健的重要性

新生儿脱离母体后开始适应与子宫环境不同的外环境，但其身体各器官的发育尚不成熟，生理调节能力、对外界变化的适应能力及抗感染能力尚不足。因此，新生儿期是儿童期发病率和死亡率最高的时期，称为"两高特点"。社区护士应根据孕妇保健卡掌握社区内孕产妇及新生儿的情况，并根据新生儿及其家庭情况给予保健措施，主要是帮助幼小的生命度过"三关"，即"营养关""温度关""感染关"。

3. 新生儿家庭访视

新生儿家庭访视一般为四次。初访：出生后1~2天；周访：出生后5~7天；半月访：出生后10~14天；月访：出生后27~28天。社区护士通过家庭访视对新生儿进行观察、测量、检查及对家属进行健康宣教。如观察面色、呼吸、哭声、吮吸力、大小便情况等；测量身长、体重、体温；检查皮肤、黏膜、脐部；宣传育儿知识、喂养知识，进行产褥期保健指导、计划免疫指导、疾病筛查等。同时，社区护士应了解新生儿出生前、出生时及出生后的情况，包括分娩方式、有无窒息、是否已接种卡介苗和乙肝疫苗等。

4. 合理喂养

社区护士应为家属提供新生儿喂养指导。喂养方式包括纯母乳喂养、混合喂养、人工喂养。但 WHO 和联合国儿童基金会联合制定的《婴幼儿喂养全球战略》明确指出："作为一项全球公共卫生建议，在生命的最初 6 个月应对婴儿进行纯母乳喂养，以实现婴儿的最佳生长、发育和健康。"故社区护士应鼓励产妇进行纯母乳喂养。

（1）纯母乳喂养：母乳对新生儿来说是最好的食物。社区护士应指导产妇进行正确哺乳，使其尽早开奶、按需哺乳。纯母乳喂养时，产妇应适当补充维生素 K，以防出血性疾病。产妇应多摄入流质、半流质食物，以维持充足的乳汁。

（2）混合喂养：母乳分泌不足或因其他原因不能纯母乳喂养时，可用牛奶、配方奶粉或其他代乳品种补充不足。

（3）人工喂养：指新生儿出生后，不能用母乳喂养只能用其他代乳品进行喂养的方法，如使用牛乳、羊乳及配方奶粉。但应注意人工喂养的相关事项。

5. 日常护理

新生儿日常护理包括保暖和衣着、脐带护理、排便护理、皮肤护理、常见健康问题护理。

（1）新生儿体温调节能力差、皮下脂肪较薄、体表面积相对较大，容易散热，故应该注意保暖，应指导家长维持室温 22℃～24℃、相对湿度 55%～65%。新生儿衣着应柔软、清洁，勿包裹太紧，使其四肢能自由活动。

（2）脐带一般于新生儿出生后 5～8 天自然脱落。脐带脱落前要保持脐部干燥，每天用棉签蘸取 75% 乙醇或 0.5% 碘伏消毒脐带残端及脐轮周围 1～2 次，每次由内向外消毒 3 遍，然后用无菌纱布包扎。如脐部周围皮肤红肿，有脓性分泌物，则提示感染，应及时就诊。

（3）观察新生儿的粪便颜色、次数、性状。如母乳喂养，新生儿粪便应为黄色、金黄色，粥样，微酸；若牛乳喂养，则粪便为淡黄色，较干厚，较臭；肠道感染时，粪便为蛋花汤样或水样，带有黏液、脓性。

（4）新生儿皮肤娇嫩，且排泄次数多，每次排便后应用温水清洗臀部，应勤换尿布，保持臀部干燥，必要时可使用氧化锌或 5% 鞣酸软膏涂抹局部皮肤。新生儿新陈代谢旺盛，可每日沐浴，保持皮肤清洁，以减少病菌的繁殖。

（5）新生儿常见的一些问题。

①啼哭。新生儿一般通过哭声代替语言，表达自己的想法。如果新生儿的哭声突然、剧烈、声音尖锐或哭泣不止时，应及时查找原因，若不明原因则立即就诊。

②新生儿黄疸。提早喂哺可促进胎粪的排出，有利于减轻新生儿的黄疸。若黄疸较重，应及时就诊。

③吐乳、溢乳。由于新生儿的胃呈水平位，贲门关闭不紧，喂食的乳汁过多时就会溢出。

④尿布疹。勤换尿布是预防尿布疹的最好办法，也可在新生儿臀部涂擦油剂进行预防。同时，应注意新生儿臀部卫生。

6. 预防疾病

新生儿所处的环境要保持空气新鲜，新生儿的用具每日要煮沸消毒；尽量避免新生儿接触患有皮肤病、消化道感染、呼吸道感染或其他传染病的患者。

7. 心理活动发展

多数父母认为新生儿只需要吃饭、睡觉。其实，早在 1977 年，有科学家就发现新生儿出生 12～30 天，就已经有了交往的能力，会模仿、微笑、悲伤，也会看、能听、有触觉、味觉、嗅觉。所以，应正确指导母亲通过哺乳、怀抱、抚触、说话和色彩鲜艳、能发声的玩具刺激新生儿视觉、听觉，以促进新生儿神经、心理和智力发育，增进母子间的情感交流。其中，新生儿抚触一般在沐浴后或穿衣时进行，保持环境安静，室温 25℃左右，可播放轻柔音乐，依次从头部、胸部、腹部、四肢、背部和臀部进行抚触。抚触时应注意避开新生儿饥饿、疲倦或烦躁的时候，一般每天 3 次，每次 15 分钟。

【知识拓展】

新生儿抚触

新生儿抚触可以促进母婴情感交流，促进新生儿神经系统的发育，加快免疫系统的完善，提高免疫力，加快新生儿对食物的吸收。

抚触时，新生儿应在温暖的环境中，取舒适体位，安静不烦躁，不能在新生儿饥饿或刚吃完奶时抚触。抚触者的双手要温暖、光滑，指甲要短、无倒刺，且不戴饰品，以免划伤新生儿的皮肤。可以倒些新生儿润肤液于手掌中，起到润滑作用。

新生儿抚触的顺序：头部→胸部→腹部→上肢→下肢→背部→臀部。

（1）头部：

①用两手拇指指腹从眉间向两侧滑动。

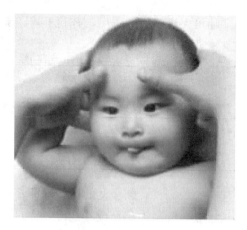

②两手拇指从下颌下部中央向外侧、上方滑动，让新生儿上下唇形成微笑状。

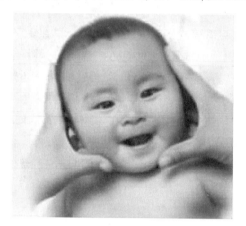

③一手托头，另一手的指腹从前额发际向上、后滑动，至后下发际，并停止于两耳后乳突处，轻轻按压。

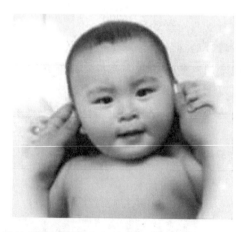

（2）胸部：两手分别从胸部的外下方（两侧肋下缘）向对侧上方交叉推进，至两侧肩部，在胸部划一个大的叉，注意避开新生儿的乳头。

（3）腹部：食指、中指依次从新生儿的右下腹至上腹，再向左下腹移动，呈顺时针方向画半圆，注意避开新生儿的脐部。

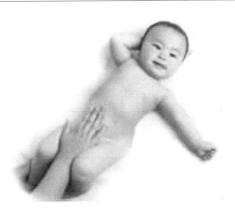

（4）四肢：两手交替抓住新生儿的一侧上肢从腋窝至手腕轻轻滑行，然后在滑行的过程中从近端向远端分段挤捏。对侧上肢及双下肢的做法相同。

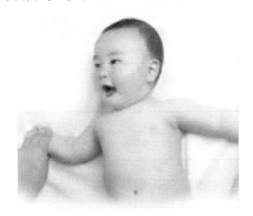

注意事项：抚触前需温暖双手，将新生儿润肤液倒在掌心，轻轻按摩，随后逐渐增加压力以使新生儿适应。不要强迫新生儿保持固定姿势，如果新生儿哭闹，先设法让他安静后再继续，如果哭得很厉害应停止抚触。注意避免润肤液接触婴儿眼睛。

（二）婴幼儿期

婴幼儿期是指新生儿期结束到 3 周岁，其中，婴儿期是指从新生儿期结束后到满 1 周岁，幼儿期是指满 1 周岁到 3 周岁。

1. 营养与喂养

婴儿期饮食以高能量、高蛋白乳类为主，注意补充维生素 D。6 个月以内，提倡纯母乳喂养，4 个月左右循序渐进地开始添加辅食，辅食按由少到多、由稀到稠、由细到粗、由一种到多种的原则添加。幼儿期从以乳类为主逐渐转化为以谷类为主。要了解婴幼儿进食特点，掌握正确的喂养方法和技巧，鼓励正确使用餐具和独立进食。

【知识拓展】

添加辅食

辅食的添加原则可通过顺口溜记忆，如"一汁四泥七沫十稠粥"。其具体内容为出生15天给浓缩鱼肝油滴剂或维生素D制剂，3～4个月以水状食物为主，供给富含维生素C的液体，如鲜果汁、青菜汤。4～6个月以泥状食物为主，如稀粥、蛋黄、鱼泥、豆腐、菜泥。7～9个月以沫状食物为主，如烂面、饼干、蛋、鱼、肝、肉末。10～12个月以碎状食物为主，如稠粥、软饭、面条、豆制品、碎菜、碎肉。

2. 良好的生活习惯

婴幼儿对外界具有强烈的好奇心，而且有超强的模仿能力。婴幼儿期也是培养婴幼儿良好生活习惯的关键时期。家长应在此期指导其排便，小儿会坐后可以使其练习坐便盆大小便，1岁时开始训练晚上不使用尿布。社区护士可指导家长对小儿进行"三浴"和体育运动锻炼。

3. 早期教育

通常来说，人的大脑可以发育至25周岁，但总体来说，0～3岁是人脑发育的关键时期，之后大脑的结构变化会少很多。所以，应重视婴幼儿的早期教育。婴幼儿天生具有情绪反应能力，在吃饱、温暖时会有积极的情绪反应，如微笑。家长应该提供安静舒适的环境，培养婴幼儿良好的情绪，安排婴幼儿多接触各种事物，浏览图片，听音乐，听故事等，以促进其感知觉和智力的发育。反之，饥饿、寒冷则会引起婴幼儿消极的情绪反应，如哭闹、呆滞等。

4. 健康管理

婴幼儿期是体格生长非常快的时期。社区护士应对社区婴幼儿进行健康管理，包括指导母乳喂养、辅食添加、心理行为发育、意外伤害预防、口腔保健、中医保健、常见疾病防治等。首先，要对小儿进行随访服务，时间分别在3月龄、6月龄、8月龄、12月龄、18月龄、24月龄、30月龄、36月龄，共8次。其次，要评估家长喂养情况、患病情况，并对婴幼儿生长发育和心理行为发育进行评估。再次，进行常规检查，于6～8月龄、18月龄、30月龄做血常规检查，6月龄、12月龄、24月龄、36月龄做听力筛查。最后，安排婴幼儿进行疫苗接种，在疫苗接种前做禁忌证筛查，无禁忌证再进行接种。

5. 健康问题及护理

婴幼儿期是神经发育和动作、语言、感觉、认知功能和社会适应能力发展的黄金时期。但是，婴幼儿机体发育尚不成熟，抗感染能力较弱，易发生消化道感染、呼吸道感染及其他疾病，如肺炎、腹泻、急性胃肠炎、发热、贫血、维生素 D 缺乏性佝偻病。社区护士应该指导家长注意婴幼儿的卫生保健状况，保证足够的营养供给，增强其抵抗力。

6. 心理管理

婴幼儿天生有很强的敏感度，这个阶段小儿容易受到早期教育、家庭氛围、环境因素等影响。如：（1）违拗，表现为极端的反抗行为，对任何要求都回答"不"，此时家长应该理解和尊重幼儿。（2）发脾气，表现为坐在地上、踢腿、大声哭闹，甚至屏气到昏倒，家长应培养其良好性格，以身作则，教育态度应一致。（3）儿童自闭症，表现为不同程度的语言障碍、人际交往障碍、兴趣狭窄、行为方式刻板。社区工作人员应积极进行自闭症相关知识宣教，早发现、早就医、早治疗。（4）儿童多动症，表现为注意力不集中，易分心，活动过多，情绪不定等。

（三）学龄前期

学龄前期是指自满 3 周岁到 6～7 岁。

1. 生长发育特点

学龄前期小儿体格生长发育处于稳步增长状态，每年体重平均增加 2kg，身高平均增加 5cm；6 岁时头围达到 50cm 左右，已接近成年人；6～7 岁时颈椎前凸、胸椎后凸和腰椎前凸，被周围韧带固定，形成"S"形，即正常的脊柱生理弯曲成形；乳牙开始脱落，恒牙依次萌出；中枢神经系统发育日趋完善，智力发育更加迅速，语言和思维能力进一步发展，自我观念形成，总是以强烈的好奇心主动探索周围的各种未知事物，模仿性强；防病能力有所增强，但仍易患免疫性疾病。

2. 心理活动发展

依据埃里克森社会心理发展理论，学龄前期主要的心理社会发展问题为主动对内疚。随着身体活动能力和语言的发展，小儿探索范围扩大，开始主动探索周围的世界，敢于有目的地去影响和改变环境，并能以现实的态度去评价个人行为。如果对学龄前期儿童的好奇和探究给予积极鼓励和正确引导，则有助于他们发展，使其愿意发明或尝试一些新活动或新语言，亲自制订计划和目标，并极力争取达到目标，而不是单纯地模仿其他孩子或父母的行为。反之，如果成人总是指责孩子的行动，禁止其有一些离奇的想法或游戏活动，或要求他们完成其力所不能及的任务，则会使其产生内疚感、缺乏自信、态度消极、怕出错、过于限制自己的活动。此期顺利发展的结果是建立方向感和目标。

（四）学龄期

学龄期是指自 6～7 岁到进入青春期前。

1. 生长发育特点

学龄期儿童体格生长发育相对缓慢，骨骼弹性大而硬度小，不易骨折但易变形；除生殖系统外，各系统、器官的发育接近成人；智力发育更加趋于成熟，求知欲强，综合、理解、分析、控制能力逐步增强，是小儿接受科学文化教育的重要时期，也是小儿心理发展上的一个重大转折时期。该期机体抵抗力逐渐增强，急性传染病发病率逐渐降低。

2. 心理活动发展

学龄期和学龄前期相似，学龄期主要的心理社会发展问题为勤奋对自卑，此期是成长过程中的一个决定性阶段。小儿迫切地学习文化知识和各种技能，学会遵守规则，从完成任务中获取乐趣，并强烈追求将事情做得完美。如果在此期小儿能出色地完成任务并受到鼓励和赞扬，则可发展勤奋感；如果无法胜任父母或老师指定的任务，遭受挫折和指责，就会产生自卑感。父母、老师等都有责任帮助此期儿童发掘其自身的潜力。此期顺利发展的结果是学会与他人竞争，努力创造和自我发展。

3. 正确对待性成熟

目前儿童性早熟发生率上升，性早熟是指女孩在 8 周岁以前，男孩在 9 周岁以前出现第二性征，或女孩在 10 周岁以前出现月经的情况。社区护士应协助学校进行性健康教育，同时，指导家长正确对待性早熟问题，避免对儿童心理造成不良影响。

4. 预防疾病及意外伤害

至少每年进行一次体检，监测儿童生长发育情况，做好常见疾病如传染病、贫血、风湿热、急性肾小球肾炎等的防治工作。学龄期儿童常发生的意外伤害包括车祸、溺水及在活动时发生擦伤、割伤、扭伤或骨折等。应对儿童进行相关教育，让其学习交通规则和意外事故的防范知识，避免伤残的发生。

5. 防治常见的心理行为问题

不适应上学是学龄期儿童最常见的问题，表现为对上学的焦虑、恐惧，或拒绝上学。家长应查明原因，采取相应措施，并与学校配合，帮助儿童适应学校生活。

（五）青春期

青春期是指从第二性征出现到生殖功能基本发育成熟的时期，女生较男生发育早两年，女生的青春期为 11~12 岁至 17~18 岁，男生为 13~14 岁至 17~18 岁。

1. 生长发育特点

（1）青春期是人生发育的第二高峰时期。
（2）各器官体积增大，生殖功能日趋成熟。

（3）内分泌系统功能活跃，与生长发育有关的激素分泌明显增加。

（4）生殖系统发育骤然增快并迅速成熟。女孩 13 岁左右出现月经初潮，随后子宫增大、阴道发育、阴道增长，至 17～20 岁成熟，具备生育功能。男孩 10 岁左右睾丸开始发育，12～16 岁迅速增大，17 岁左右达到成人水平。

（5）第二性征迅速发育，两性的形态差别变得更明显。第二性征主要表现为阴毛、腋毛及男性喉结突起，并伴有变声。

（6）青春期心理发展加快，产生相应的行为变化。

2. 保健指导

（1）保证充足营养，提供足够的热量、蛋白质及其他营养素，以满足体格发育的需要。

（2）注意卫生保健，合理安排作息时间。每年进行 1 次体格检查，监测生长发育情况。此期要重视生理卫生教育和性教育，使青少年了解青春期发育特点，了解月经、遗精、避孕、性传播疾病等的相关知识，指导女生做好经期卫生保健和自我防护。加强体育锻炼，增强体质。

（3）培养良好的心理道德素质。良好的心理道德素质包括对事物良好的认知力和感受力、处理问题理智、情绪稳定、性格乐观开朗、积极进取。提高主动能力和适应能力，克服缺点，改进不足，培养广泛的兴趣爱好，加强交流与沟通能力。

（4）预防疾病及意外伤害。在青春期，威胁青少年身心健康的主要问题几乎都与心理因素、不良行为生活方式相关。这需要社会、学校、家庭联合起来，对青少年进行健康健育和指导，帮助其建立健康的行为生活方式和培养良好的社会适应能力，预防危害社会和身心健康的行为发生。青少年易冲动，好冒险，敏感又脆弱，易发生意外伤害和事故。

【知识拓展】

弗洛伊德的性心理发展理论

弗洛伊德的性心理发展理论认为儿童从出生到成年经历 5 个发展阶段。

（1）口腔期：从出生到 1 岁。婴儿以吸吮、咬和吞咽等口腔活动来获得快乐与安全感，这种口腔的满足有助于婴幼儿情绪及人格的正常发展。

（2）肛门期：1～3 岁。此期儿童的愉悦和满足主要来自肛门及自己对排泄的控制。此期排便环境对儿童个性将产生深远的影响。

（3）性器期：3～6 岁。此期儿童性生理的分化导致心理的分化，儿童表现出对性器官的极大兴趣，他们察知两性的区别并感到好奇。此期男孩易产生"恋母情结"，女孩则易产生"恋父情结"。

（4）潜伏期：6～12 岁。该期儿童的愉悦和满足主要来自对外界环境的体验。

（5）生殖期：12 岁以后。该期性器官开始成熟，有潜意识的性冲动。生殖器官成为关注的中心和愉悦的源泉。

二、社区儿童保健的意义与内容

社区儿童保健是社区卫生服务工作者根据社区内儿童不同时期的生长发育特点，以满足其健康需求为目的，以解决其健康问题为核心，为其提供的系统化、综合性服务。2001 年，国务院颁布的《中国儿童发展纲要（2001—2010 年)》从健康、教育、法律保护和环境四个领域，提出了儿童发展的目标和策略措施。2011 年，国务院又颁布了《中国儿童发展纲要（2011—2020 年)》（以下简称《纲要》），提出了儿童在健康、教育、福利、社会环境和法律保护等领域到 2020 年应实现的一系列目标。该纲要的发布和实施，必将进一步促进我国儿童的健康成长，也更加有利于社区儿童保健工作的开展。

（一）社区儿童保健的意义

儿童的健康状况是影响人口素质的重要因素。对社区儿童实施保健是社区卫生服务的重要组成部分，其意义体现在以下几个方面。

（1）促进生长发育：社区护士通过新生儿家庭访视、生长发育监测、定期健康检查、预防接种等系统化、综合性服务，引导儿童及家长提高保健意识，指导家长用科学的方法保护和养育儿童。同时，也有利于及时发现儿童生长发育过程中出现的问题，以尽早采取有效措施进行干预。

（2）开展早期教育，增强体质：通过对儿童及家长开展早期教育，进行体格锻炼、营养保健等指导，达到增强儿童身体素质、维护身心健康、早期开发智力的目的。

（3）降低发病率和死亡率：随着计划免疫的广泛推行、安全教育和科学育儿知识的普及，儿童各种疾病的发病率有所下降，许多严重威胁儿童生命的传染病已经被控制，某些儿童期的传染病逐渐被消灭。

（4）依法保障儿童权益：依据国家颁布实施的《中华人民共和国母婴保健法》《中华人民共和国未成年人保护法》《中华人民共和国收养法》等法律法规，社区卫生服务人员应与有关部门协调配合，依法保障社区内儿童的生存权、发展权、受保护权和参与权，避免虐待儿童、使用童工等侵害儿童人身权利的事件发生。

（二）社区儿童保健的内容

社区护士应对社区内所有新生儿注册建档，根据儿童生长发育的规律，有计划地、定期地监测儿童的生长发育及健康状况，如发现异常应与家长共同分析原因，制订有针对性的措施，以促进和保护儿童健康成长。社区儿童保健工作主要是根据不同年龄儿童的生理和心理发育特点及保健需求，提供系统的保健服务，包括儿童的健康管理、保健指导、生长发育及心理行为发育的评估及指导、预防接种、儿童托幼机构和学校的健康指导、促进和谐的亲子关系的建立、儿童常见病的预防和治疗等。

第二节　社区儿童常见健康问题与护理

急性上呼吸道感染、单纯性肥胖、自闭症、多动症是儿童常见的健康问题，社区护士应了解社区儿童常见病的发病原因，积极开展健康教育和健康指导工作，以降低发病率、更好地维护社区儿童健康。

一、社区儿童急性上呼吸道感染的护理

急性上呼吸道感染简称"上感"，是小儿最常见的疾病，主要指鼻腔、咽或喉部的急性感染。该病一年四季均可发生，以冬春季和气候骤变时多见。

（一）特点

70%～80%的上感由病毒引起，包括鼻病毒、冠状病毒、腺病毒、流感病毒和副流感病毒、呼吸道合胞病毒、埃可病毒、柯萨奇病毒等。另有 20%～30%的上感由细菌引起。当有受凉、淋雨、气候骤变、过度疲劳等诱发因素或患有维生素 D 缺乏性佝偻病、营养不良、贫血等疾病，全身或呼吸道局部防御功能降低时，儿童易发生本病，病情轻重不一，与年龄、病原体和机体抵抗力有关。婴幼儿局部症状不明显而全身症状重；年长儿童全身症状轻，以局部症状为主。

局部症状：鼻咽部卡他症状。初期有咽部不适、咽痒或咽痛，发病同时或数小时后，出现打喷嚏、鼻塞、流涕，也可出现流泪、味觉迟钝、呼吸不畅、声嘶、咳嗽、咳痰等。

全身症状：发热、畏寒、头痛、烦躁不安、拒食、乏力等，可伴有呕吐、腹泻、腹痛，甚至高热惊厥。部分患儿发病早期可有脐周阵发性腹痛，无压痛，这与发热所致肠痉挛或肠系膜淋巴结炎有关。体征可见鼻腔黏膜充血、水肿、有分泌物，咽部充血，扁桃体肿大，颌下淋巴结肿大、触痛等；肠道病毒感染者可出现不同形态皮疹；肺部听诊无异常。

两种特殊类型上感：

（1）疱疹性咽峡炎：疱疹性咽峡炎由柯萨奇病毒 A 组引起，好发于夏秋季，可散发或流行，传染性强。其主要表现为急性高热、咽痛、流涎、拒食等。查体可见咽充血，咽腭弓、悬雍垂、咽及扁桃体等处黏膜上有 2～4mm 大小灰白色疱疹，疱疹周围有红晕，疱疹破溃后形成浅表溃疡，病程一周左右。

（2）咽结合膜热：病原体为腺病毒，好发于春夏季，是一种以发热、咽炎、结合膜炎为特征的急性传染病。其可在集体小儿机构中流行，主要表现为高热、咽痛、眼部刺痛、畏光、流泪等。查体可见咽充血，一侧或双侧滤泡性结膜炎，可有结膜充血，颈部及耳后淋巴结肿大，病程 1～2 周。

（二）护理措施

（1）维持患儿体温正常，注意通风，保持室内空气清新，但应避免对流，保持室温18℃～22℃，相对湿度50％～60％，以减少空气对呼吸道黏膜的刺激。松解衣服，盖被不可过厚，以免影响机体散热，及时更换汗湿的衣服，保持皮肤清洁。密切观察体温变化，当体温高于38.5℃时，给予物理或药物降温，并注意有无新的症状或体征出现，以防体温骤降或发生惊厥。如有虚脱表现，应给予保暖措施，严重者予以静脉输液。

（2）促进舒适，及时清除患儿鼻腔及咽喉部分泌物，保证呼吸道通畅。鼻塞严重时应先清除鼻腔分泌物，后用0.5％麻黄素液滴鼻。对因鼻塞而妨碍吮奶的婴儿，宜在哺乳前15分钟滴鼻。

（3）观察病情，保证患儿充足的营养和水分，指导家长正确使用药物，使家长掌握正确的服药方法，注意观察药物疗效和不良反应。

（4）健康指导，居室应整洁、安静、光线充足，定时开窗通风。在托幼机构中，照看人员应早期隔离患儿，如有流行趋势，可用食醋熏蒸消毒。呼吸道疾病流行期间，尽量避免让小儿去人多拥挤的公共场所；合理喂养小儿，提倡母乳喂养，及时添加辅食，注意营养均衡，纠正偏食；合理起居，保证充足的睡眠；加强体格锻炼，多进行户外活动；气候变化时及时增减衣物，避免过冷或过热；指导家长掌握小儿上感的预防知识，懂得相应的应对技巧。

二、社区儿童单纯性肥胖的护理

肥胖病或单纯性肥胖是一种由于机体长期的能量摄入超过消耗，体内脂肪过度积聚导致体重超过一定范围的营养障碍性疾病。

（一）特点

单纯性肥胖占肥胖的95％～97％，不伴有明显的内分泌疾病和代谢性疾病，其发病与下列因素有关：能量摄入过多、活动量过少（缺乏适当的活动和体育锻炼为引起肥胖的重要因素，因缺乏运动导致的肥胖儿大多不喜欢运动，运动太少又导致体重增加，形成恶性循环）、遗传因素（肥胖具有高度遗传性，目前认为肥胖与多基因遗传有关，肥胖儿的父母往往体胖。如果父母体重均明显超过正常值，其后代中有70％～80％可能出现肥胖；如果双亲之一肥胖，后代有40％～50％出现肥胖）。肥胖可发生于任何年龄，患儿一般食欲特别旺盛，食量超过一般小儿，偏爱甜食、油炸食物和高脂肪食物，不喜食蔬菜水果。患儿因活动不便而不喜欢运动，易疲劳。患儿常出现心理上的障碍，如自卑、胆怯、孤独等。

（二）护理措施

要达到既不影响生长发育又能使体重逐步降低的目的，需要家长和患儿的长期合作。限制食量时，必须满足小儿的基本营养及生长发育需求。设法满足小儿食欲，避免饥饿感。同时，要保证维生素及矿物质的供应，应选能量低而体积大的蔬菜类食物，必要时可在两餐之间供给能量低的点心等。培养小儿良好的饮食习惯，让其少食多餐，杜绝吃过饱、吃夜宵和零食、狼吞虎咽等不良饮食习惯。运动是增加能量消耗、增强体质的重要途径。应提高小儿对运动的兴趣，使运动成为其日常爱好；运动内容要多样化，可包括慢跑、体操、乒乓球及游泳等；每日运动时间约 1 小时，可逐渐增加运动时间，每周锻炼 5 天；因剧烈运动可增强食欲，应避免运动后暴饮暴食。

三、社区儿童自闭症的护理

自闭症又称孤独症，是一类广泛性发育障碍的代表性疾病，该病男女发病率差异显著。我国男女发病率比例为 6：1～9：1。自闭症表现为交流障碍、语言障碍，或者语言发育落后，出现精神发育迟滞、兴趣狭窄和刻板重复行为。部分患儿在能力普遍低下的背景下，某一方面的能力相对较好或出众。女孩症状一般较男孩严重。

（一）特点

（1）患儿在社会交往方面存在缺陷。在婴儿期，患儿回避目光接触，对人的声音缺乏兴趣和反应，没有期待被抱起的姿势，或被抱起时身体僵硬、不愿与人贴近。在幼儿期，患儿仍回避目光接触，呼之常无反应，对父母不产生依恋，缺乏与同龄儿童交往或玩耍的兴趣，不会以适当的方式与同龄儿童交往，不能与同龄儿童建立伙伴关系，不会与他人分享快乐，遇到不愉快或受到伤害时也不会向他人寻求安慰。学龄期后，随着年龄增长及病情改善，患儿对父母、兄弟姐妹可能变得友好且有感情，但仍明显缺乏主动与人交往的兴趣和行为。虽然部分患儿愿意与人交往，但交往方式仍存在问题，他们对社交缺乏理解，对他人情绪缺乏反应，不能根据社交场合调整自己的行为。年龄小的患儿常以哭或尖叫表示他们的不舒适或需要。年龄稍大的患儿可能会拉着大人的手走向他想要的东西，但缺乏相应的面部表情，很少用点头、摇头、摆手等动作来表达自己的意愿。

（2）患儿言语交流方面存在明显障碍，包括：①语言理解力不同程度受损；②语言发育迟缓或不发育，也有部分患儿 2～3 岁前曾有表达性语言，但以后逐渐减少，甚至完全消失；③语言形式及内容异常，患儿常常存在模仿语言、刻板重复语言，语言的语法结构、人称代词常用错，语调、语速、节律、重音等也存在问题；④语言运用能力受损，部分患儿虽然会背儿歌、背广告词，但却很少用语言进行交流，且不会提出话题、维持话题或仅靠刻板重复的短语进行交谈，纠缠于同一话题。

（3）患儿对一般儿童所喜爱的玩具和游戏缺乏兴趣，而对一些通常不作为玩具的物品特别感兴趣，如车轮、瓶盖等圆的可旋转的东西。有些患儿还对塑料瓶、木棍等非生命物体产生依恋行为。患儿行为方式也常常很刻板，如常用同一种方式做事或玩玩具；要求物品放在固定位置；出门非要走同一条路线；长时间内只吃少数几种食物等；常会出现刻板重复的动作和奇特怪异的行为，如重复蹦跳、将手放在眼前凝视、扑动或用脚尖走路等。约 3/4 患儿存在精神发育迟滞，1/4～1/3 患儿合并癫痫。部分患儿在精神发育迟滞的同时可出现"孤独症才能"，如在音乐、计算、机械记忆等方面有超常表现。

（二）护理措施

自闭症尚无特效药物治疗，但早期筛查、早期干预效果较好，采用综合性教育和行为训练，可使自闭症症状得到不同程度的改善。对伴有的一些情绪和行为症状，如情绪不稳、攻击冲动、自伤等，可用药物对症治疗。用药治疗应遵循小剂量、短疗程的原则。

如遇患儿尖叫、哭闹等行为，社区护士可在与家属充分沟通并取得家属的理解和配合后，采取不予理睬或将其带离原环境的方式，待患儿情绪稳定后给予关爱和教育。注意不要在患儿哭闹或发脾气时满足其要求。对于自伤和攻击行为，应及时制止，并及时将患儿安置于安全的环境中，减少刺激因素，寻找原因并进行相应的调整，帮助其建立健康的发泄方式，防止再次出现类似情况。

四、社区儿童多动症的护理

（一）特点

多动症是指学龄期儿童具有与年龄不相称的注意力不集中，或有与环境不相适应的活动过度和行为冲动，多伴有不同程度的学习困难、动作不协调、行为或性格上的异常。患儿的智力正常或接近正常。多动症是儿童中较常见的一种行为障碍。

（二）护理措施

社区护士应给予患儿心理支持，解除其学习、家庭等方面的精神压力，以免症状加重。帮助重建患儿的自信心及自尊心，鼓励其克服动作过多和注意力不集中的毛病，加强其自我控制能力，以逐渐形成良好的行为习惯。父母应多关心孩子，对其进行耐心的帮助和教育，不能忽视他们，不要对其进行惩罚。父母应每日与患儿谈心，让其说出所遇到的困难和委屈，并以同理心取代理性的批评。

让患儿从事对脑部发育有帮助的感觉器官游戏。例如，以海绵、毛巾、刷子等揉搓身体，以安定儿童的触觉系统；通过跳跃、翻滚、攀爬、溜滑梯等活动，使儿童前庭区及运动感觉系统运作正常，从而促进脑部发育成熟。指导家长利用行为改变的方法来矫正患儿的偏差行为，将患儿较易改正的一两项行为列为首要的改正目标，并与患儿事先沟通，让其充分了解。对良好的、适宜的行为给予肯定和表扬，并通过精神或物质奖励予以强化，使其能巩固下去；对不适宜的行为给予否定，如表示不快，或对这些行为不予理睬，采取漠视的态度等。

第三节 预防接种与计划免疫

一、预防接种与计划免疫的概念

预防接种是指有针对性地将生物制品接种到人体内，使人体对某种传染病产生免疫能力，从而预防该传染病。计划免疫是根据儿童的免疫特点和传染病发生情况制订的免疫程序，有针对性地将生物制品接种到人体内，提高易感者的特异性免疫能力。

二、实施接种

（一）接种禁忌证

预防接种并不适合于所有人群，为避免接种后发生不良反应，社区护士必须严格掌握预防接种禁忌证。首先，有免疫缺陷、恶性疾病及应用放射治疗或抗代谢药物者，应避免接种。其次，接种对象有发热或明显全身不适症状时，应推迟接种。再次，以往接种疫苗有严重的不良反应者，不应接种该种疫苗。最后，有神经系统疾病（如癫痫）的患者，禁用含有百日咳抗原的疫苗。

（二）接种前的准备

计划免疫的实施单位是社区卫生服务中心，因此社区护士是计划免疫的实施者。社区护士应及时为辖区内所有居住满 3 个月的 0～6 岁儿童建立预防接种证和预防接种卡等儿童预防接种档案，并每半年对辖区内儿童的预防接种卡进行一次核查、整理。在接种之前，先做好接种准备。

社区护士在接种操作时须查验核对接种者姓名、预防接种证、接种凭证和本次接种疫苗品种，核对无误后严格按照《预防接种工作规范》规定的接种月（年）龄、接种部位、接种途径等要求予以接种。（表5－1）

（1）接种环境务必宽敞清洁、光线明亮、空气流通、室温适宜。

（2）接种前核对姓名、性别、出生日期及接种记录。社区护士应准备好接种工作台、坐凳，并为儿童和家长提供候诊区。同时接种几种疫苗时，应在接种室分别设置醒目的疫苗接种标记，避免错种、重种或漏种。

（3）接种前，社区护士应询问接种者的健康状况以及是否有接种禁忌证等，告知接种者监护人所接种疫苗的种类、作用、禁忌证、不良反应及注意事项。

（4）社区护士要仔细检查菌苗、疫苗外观和质量，包括标签、名称、批号、生产日期、保质期，药物有无变色、异物、凝块、发霉等情况，有异常者一律不得使用。

（5）操作前再次核对接种者姓名、预防接种证和本次接种的疫苗种类，核对无误后可以接种。

（6）活疫苗或菌苗易被碘伏灭活，因此接种时只用75％乙醇消毒接种部位。

表 5-1　小儿接种免疫计划

| 疫苗种类 | | 接种年（月）龄 | | | | | | | | | | | | | | |
名称	缩写	出生时	1月	2月	3月	4月	5月	6月	8月	9月	18月	2岁	3岁	4岁	5岁	6岁
乙肝疫苗	HepB	1	2					3								
卡介苗	BCG	1														
脊灰灭活疫苗	IPV			1												
脊灰减毒活疫苗	OPV				1	2								3		
百白破疫苗	DTaP				1	2	3				4					
白破疫苗	DT															1
麻风疫苗	MR								1							
麻腮风疫苗	MMR										1					
乙脑减毒活疫苗 或乙脑灭活疫苗[1]	JE-L								1			2				
	JE-I								1、2			3				4
A群流脑多糖疫苗	MPSV-A							1		2						
A群C群流脑多糖疫苗	MPSV-AC												1			2
甲肝减毒活疫苗 或甲肝灭活疫苗[2]	HepA-L										1					
	HePA-I										1	2				

注：1. 选择乙脑减毒活疫苗接种时，采用两剂次接种程序。选择乙脑灭活疫苗接种时，采用四剂次接种程序；乙脑灭活疫苗第1、2剂间隔7～10天；

2. 选择甲肝减毒活疫苗接种时，采用一剂次接种程序。选择甲肝灭活疫苗接种时，采用两剂次接种程序。

（三）接种后的工作

社区护士应告知儿童监护人，接种后要密切观察接种者反应，一般观察时间为15～30分钟，经观察后接种者未出现异常反应才能离开。同时社区护士做好接种记录、预约下次接种、整理用物、处理剩余疫苗、清理核对接种通知单和预防接种卡等。

（四）接种的反应与处理

预防接种使用的活菌苗、活疫苗会对人体造成一种轻度感染，而死菌苗、死疫苗对人体是一种刺激异物。因此，接种后可能会有不同程度的全身或局部反应。如发现疑似预防接种异常反应，社区护士应按照《全国疑似预防接种异常反应监测方案》的要求进行处理和报告。

1. 一般反应

局部反应于接种后数小时至 24 小时发生，注射部位可发生红、肿、热、痛现象，有时会伴有局部淋巴结肿大或淋巴管炎。轻者不必处理，重者（卡介苗除外）局部可用干净毛巾热敷，并抬高患肢。卡介苗接种后 2 周左右局部可出现红肿、浸润，后变成小脓疱，形成小脓疱时切勿挤或挑破，注意保持清洁和干燥；8～12 周后自然结痂，脱痂后形成一个小瘢痕，这是正常反应。全身反应一般于接种后 24 小时内发生，表现为不同程度的体温升高，多升高至 37.5℃～38.5℃，可对症处理，让小儿多休息、多饮水，高温持续不退时应送往医院诊治。个别小儿接种后伴有恶心、呕吐、腹痛、腹泻等症状。

2. 异常反应

（1）过敏性休克。一般于注射后数秒或数分钟内发生，表现为面色苍白、口唇发绀、烦躁不安、出冷汗、四肢冰冷、呼吸困难、脉搏细速、恶心呕吐、大小便失禁，甚至昏迷。如不及时抢救，可能会危及生命。护理时，应使患儿平卧、头稍低，注意保暖，给予吸氧，并立即皮下或静脉注射 1∶1000 肾上腺素 0.5～1.0ml，必要时可重复注射，病情稍稳定后，应立即转至医院继续治疗。

（2）过敏性皮疹。以荨麻疹最多见，一般于接种后几小时至几天内出现，轻症服用抗组胺药即可。重症可遵医嘱给予 1∶1000 的肾上腺素 0.5～1.0ml。

（3）晕厥。个别小儿在接种时或接种后数分钟会突然发生晕厥，这类症状是恐惧、精神紧张、疲劳、空腹等原因引起反射性周围血管扩张所致的一过性脑缺血，表现为头晕、心悸、面色苍白、出冷汗、手足冰凉、心跳加快等症状，重者知觉丧失、呼吸减慢。护理时，应立即使患儿平卧、头稍低，周围保持安静，给予少量热开水或糖水，短时间内即可恢复正常。数分钟后不恢复正常者，可针刺人中穴，也可皮下注射 1∶1000 肾上腺素 0.5～1.0ml。

【小结】

儿童是社区的重点保护人群之一。儿童的生长发育和健康状况是衡量一个国家社会发展、经济水平、文化水平、卫生水平的重要指标之一，也是家庭、社会、卫生工作者密切关注的方面。儿童的生长发育是一个连续的过程，根据发育特点，可划分为新生儿期、婴幼儿期、学龄前期、学龄期和青春期。处于不同时期的儿童，在生理特点、健康状况及生存方式等方面，与成人有着不同的健康需求，是需要社会特殊关注的人群。开展社区儿童保健、促进儿童生长发育、维护和增进儿童身心健康，是社区护理工作的重要内容。

【习题】

一、选择题

1. 下列关于预防接种的说法，正确的是（　　　　）。

A. 预防接种的途径不包括口服

B. 发热是预防接种的特殊禁忌证

C. 接种疫苗后出现发热应立即用退热药

D. 冬天接种疫苗时应门窗紧闭，避免感冒

E. 接种活疫苗、活菌苗时，用 75％乙醇消毒

2. 下列不属于我国统一规定的儿童计划免疫的疫苗是（　　　　）。

A. 乙肝疫苗   B. 卡介苗

C. 狂犬疫苗   D. 百白破疫苗

E. 脊髓灰质炎混合疫苗

3. 社区护士在新生儿出院回家后安排的第一次家庭访视，一般不能晚于新生儿出生后（   ）。

A. 24 小时   B. 36 小时   C. 48 小时

D. 60 小时   E. 72 小时

4. 关于母乳喂养，下列叙述不正确的是（   ）。

A. 在婴儿满月前提倡按需哺乳

B. 母子采用平卧位哺乳

C. 让婴儿先吸空一侧乳房再吸另一侧

D. 先给小儿换尿布，然后清洁母亲双手和乳头

E. 哺乳完毕，将婴儿直抱，轻拍其背让其将吸入的空气排出

5. 护理新生儿脐带的措施是（   ）。

A. 每日用爽身粉涂抹   B. 每日用鞣酸软膏涂抹脐根部

C. 每日用 75％乙醇擦拭脐根部   D. 每日用氧化锌软膏涂抹脐根部

E. 烤灯在 50cm 距离照射脐根部 30 分钟

6. 小儿出生后，生长发育高峰期是（   ）。

A. 新生儿期   B. 婴儿期   C. 幼儿期

D. 学龄前期   E. 学龄期

7. 可以开始给婴儿添加辅食的月龄是（   ）。

A. 1～3 个月   B. 4～6 个月

C. 7～9 个月   D. 10～12 个月

E. 13～15 个月

8. 一新生儿，冬季出生，现已 3 周，母乳喂养，应开始添加的辅食及添加的目的是（   ）。

A. 米汤，补充热量   B. 菜水，补充矿物质

C. 蛋黄，补充铁   D. 肉末，补充蛋白质

E. 鱼肝油，补充维生素 D

9. 一健康女孩，身长 65cm，体重 7kg，前囟 2cm×2cm，开始出牙，能伸手取玩具，可独坐片刻，能发出 "ba" 等唇音，其年龄大约是（   ）。

A. 3～4 个月   B. 6～7 个月

C. 8～9 个月   D. 10～12 个月

E. 1.0～1.5 岁

10. 患儿，男，4 岁，1 岁时父母发现其与他人无目光对视，呼唤其名字无应答，对父母没有亲密举动。1 岁半发 "mama" 音节，至 3 岁仍不能说句子。4 岁后，常自言自语，但内容凌乱，喜欢独自待在家中，反复摆弄一件东西，不会用语言表达需求，父母不理解时患儿会尖叫、哭闹。患儿记忆力很好，绘画水平很高。

（1）该患儿可能存在的健康问题是（　　）。

A. 逆反　　　　　　　B. 自闭症　　　　　　C. 狂躁症

D. 社交恐惧症　　　　E. 性格内向

（2）针对该患儿的护理，父母的做法不正确的是（　　）。

A. 由简至繁，训练其生活自理能力

B. 使用简单缓慢的语言与其交流

C. 患儿哭闹时，赶紧满足其需求

D. 耐心劝导患儿服药

E. 偶尔对其生活规律做一点变动

二、简答题

1. 简述我国儿童保健工作面临的问题及挑战。

2. 简述新生儿家庭访视的时间和目的。

3. 简述小儿家庭访视的意义。

4. 简述小儿免疫接种程序。

5. 简述社区儿童及青少年保健意义。

6. 患儿，10个月，因烦躁不安、发热、咳嗽、气促来社区门诊就诊。查体：体温39.5℃，脉搏150次/分，呼吸50次/分，咽部充血，两肺无杂音，诊断为急性上呼吸道感染。

请问：

（1）该患儿出现这种情况的可能原因有哪些？

（2）社区护士应对该患儿采取哪些护理措施？

第六章 社区妇女保健与指导

【教学目标】

掌握：
社区妇女保健的概念。

熟悉：
社区妇女各时期的生理、心理变化及常见的健康问题。

理解：
社区妇女保健工作的意义、内容。

第一节 概 述

一、社区妇女保健的概念

社区妇女保健是以维护和促进妇女健康为目的，以预防为主，以保健为中心，以基层为重点，以社区妇女为对象，防治结合开展的以生殖健康为核心的保健工作。

二、社区妇女保健的基本意义

现阶段，社区妇女保健工作的基本意义如下：

（1）妇女是社会经济发展的重要力量，做好社区妇女保健工作，保护妇女身心健康，对国家经济发展和中华民族文明进步具有重要意义。

（2）妇女是家庭的核心，妇女健康直接关系到家庭健康。

（3）妇女在社会和家庭中的地位及权利有待维护，应在维护中促进妇女发展。

三、工作内容

（一）各期妇女保健

妇女保健主要是指青春期、围婚期、围生期、围绝经期和老年期 5 个时期的保健。围生期是指产前、产时和产后的一段时间，包括妊娠期、分娩期和产褥期。其中围婚期、妊娠期、产褥期和围绝经期的保健，是社区妇女保健的工作重点。

（二）计划生育技术指导

社区护士应积极开展计划生育的健康教育及技术指导，使育龄妇女了解科学的生育知识，了解各种节育方法的安全性和有效性，以减少因节育方法不当而产生的负面影响，降低人工流产手术率及妊娠中期引产率，同时可以预防性传播疾病。

（三）妇女常见病的防治及恶性肿瘤的普查普治

（1）健全妇女保健网络，定期对妇女进行常见病及良恶性肿瘤的普查普治工作，每1~2年普查一次，做到早发现、早诊断及早治疗。

（2）针对普查结果，制订预防措施，降低发病率，提高治愈率，维护妇女健康，提高妇女生命质量。

（四）妇女劳动保护

（1）调查分析影响妇女健康的各类社会环境因素，创建和完善有益于妇女身心健康的生存环境。

（2）建立与健全能提高妇女健康水平的社会保障制度，依法保障妇女的合法权益，并探讨有效的社区妇女保健管理方法。

目前，我国已经建成以县级妇幼保健机构为中心，以乡、村妇幼保健机构为基础的三级妇幼保健网络。社区妇幼保健机构应不断充实社区妇幼保健服务内容，如建立妇女档案，关注孕产妇情况，开设孕妇学校，进行产前跟踪，宣传保健知识，督促定期产前检查、住院分娩，进行产后访视等。

第二节　围婚期保健

围婚期（periods of marriage）是指妇女从生理成熟到怀孕前的一段时期，包括婚前、新婚和受孕前三个阶段。围婚期保健是指围绕结婚前后，为保障婚配双方及其后代健康所进行的一系列保健服务措施，包括婚前检查、围婚期健康教育及婚前卫生咨询等。做好围婚期保健，可以避免近亲间不适宜的婚配或生育，减少遗传病，促进下一代的健康，从而提高人口素质。

一、婚前检查

（一）婚前检查的主要内容

（1）询问病史：了解男女双方的患病史、近亲婚配史、家族史，女方月经史、男方遗精史，重点询问与遗传有关的病史、生殖器官感染疾病、精神疾病、智力发育情况等。

（2）体格检查：包括全身一般状态检查、第二性征及生殖器检查。

（3）实验室检查：除了血常规、尿常规、胸部 X 线、肝功能和血型检查，女性还要做阴道真菌和滴虫检查，必要时做淋菌涂片检查；男性做精液常规检查，也可做染色体检查等。

（二）婚前检查的注意事项

（1）对未婚女性的检查需取得受检者同意，一般只做直肠腹部双合诊检查。
（2）对男女双方有关性方面的问题应保密。
（3）对已怀孕者应视其年龄、健康状况等分别检查。
（4）发现有影响婚育的疾病时，应经过会诊或遗传咨询，根据具体情况对其进行指导。如发现近亲婚配者或严重智力低下者应禁止其结婚，患有严重的遗传病者可以结婚但不适宜生育。
（5）认真填写婚前检查记录，妥善保管，做好登记，定期分析。

二、计划生育技术指导

计划生育是指采用科学的方法，有计划地生育子女，从而有效地控制人口增长、提高人口素质，使人口与经济、资源和社会发展相适应。社区护士应掌握计划生育的相关知识，在社区内采取多种方法开展宣传教育工作，指导妇女科学合理地受孕。

社区护士需根据夫妇对避孕及生育的要求，进行节育指导，实现适当生育。节育指导主要包括避孕、绝育及避孕失败的补救措施等。其中避孕是一种积极的预防生育的方式，是用科学的方法使妇女暂时不受孕，进而达到避孕目的，主要包括工具避孕法、药物避孕法、安全期避孕法及紧急避孕法等。

（一）工具避孕法

工具避孕法是利用工具防止精子与卵子结合或通过改变宫腔内环境使受精卵不易着床而达到避孕目的的方法。其中避孕工具包括阴茎套、阴道隔膜和宫内节育器。

（1）阴茎套：是目前唯一的男用避孕工具。每次性生活前将阴茎套套在阴茎上，射精时使精液排在阴茎套内，避免精子进入子宫腔从而达到避孕的目的。使用时，应选择合适的型号，使用前检查有无漏孔，使用后检查有无破损。阴茎套还具有防止性传播疾病的作用。

（2）阴道隔膜：又称阴道套，应根据女性个体情况，选择大小合适的阴道隔膜。曾患有急性阴道炎、子宫脱垂、膀胱或直肠膨出者不宜使用。

（3）宫内节育器：是一种安全、有效、简便、经济、可靠的避孕工具。一次放置于妇女宫腔，即可避孕多年。一般月经干净后 3～7 天无性交即可放置，人工流产术后可立即放置，自然流产行经后 3～10 天、顺产后 30～70 天、剖宫产后半年可放置。放置后应注意休息，1 周内避免体力劳动，2 周内禁止性生活及盆浴，并保持外阴清洁；放置后 3 个月内每次行经时注意有无节育器脱落；节育器放置后 3 个月、6 个月、12 个月各复查一次。如果妇女有较严重的全身性疾病（如发热、严重贫血、心脏疾病、肿瘤等）或生殖系统疾病（如炎症、月经过多过频、子宫畸形等），不宜放置宫内节育器。

（二）药物避孕法

目前国内常用的避孕药物多为女性服用避孕药，包括短效和长效口服避孕药、长效避孕针、缓释系统避孕药和避孕贴剂。用药前应先明确禁忌证，如果有严重的心血管疾病、急慢性肝炎或肾炎、肝肾功能损伤、血液病或血栓性疾病、内分泌疾病、子宫或乳房肿块、恶性肿瘤、癌前病变、精神病者，或哺乳期者、月经稀少或年龄大于 45 岁者，均不宜使用避孕药物。

（三）安全期避孕法

安全期避孕法又称自然避孕法。女性生理周期中，排卵前后 4~5 日为易孕期，其余时间不易受孕，为相对安全期。在相对安全期内进行性交而达到避孕的目的，称为安全期避孕法。使用安全期避孕法时应先确定妇女排卵期。但由于排卵过程可受情绪、健康状况及外界环境等因素的影响而推迟或提前，或可能发生额外排卵，所以安全期避孕法并不十分可靠。

（四）紧急避孕法

紧急避孕法是指在无保护性行为或避孕失败后的 3 天内，妇女为防止非计划妊娠而采取的避孕方法，包括放置宫内节育器和服用紧急避孕药两种方法。前者可在无保护性行为后 5 天内实施，有效率达 99％以上，适合希望长期避孕，且无放置宫内节育器禁忌证的妇女；后者宜在无保护性行为后 3 天（72 小时）内实施，主要包含激素类（如左炔诺孕酮）和非激素类（如米非司酮）两类药物。该方法只能起一次性保护作用，一个月经周期只能用一次。

第三节　妊娠期保健

妊娠期保健（health care during pregnancy）是社区妇女保健的一项重要工作内容，是指在妇女妊娠期对孕妇和胎儿进行定期产前检查，对妊娠期的生理心理变化、营养及各阶段的常见健康问题进行指导和有效处理，保证对孕妇的系统管理，保障孕妇和胎儿的健康。

一、《孕产妇保健手册》的建立与管理

近年来，我国已普遍实行孕产期保健的三级管理，推广使用《孕产妇保健手册》，一般在孕 12 周前由孕妇居住地的乡（镇）卫生院、社区卫生服务中心为其建立。社区护士应做好孕妇登记，并进行早孕咨询、检查和健康指导；对高危妊娠者进行筛查、监护和重点管理；对流产者应做出标记。建立《孕产妇保健手册》的主要目的是加强对孕产妇的管理，提高孕产妇疾病的预防质量，降低孕产妇、胎儿和新生儿的发病率、死亡率及病残儿的出生率。

二、产前检查

产前检查是监护孕妇和胎儿健康的重要方式，应从确诊妊娠开始。社区护士应协助并鼓励孕妇进行产前检查，并对孕妇的健康状况做出评估，以尽早发现和处理不正常或危险的妊娠。妊娠期应至少检查 5 次，一般初查时间在孕 12 周之前，未发现异常者，复查时间为孕 12 周后每 4 周 1 次，孕 28 周后每 2 周 1 次，孕 36 周后每周 1 次。

（一）首次产前检查

首次产前检查一般是在社区卫生服务中心或乡（镇）卫生院建立《孕产妇保健手册》时完成。其内容包括：询问既往史、家族史、个人史等；观察体态、精神等；进行一般检查、妇科检查和血常规、尿常规、血型、肝功能、肾功能、乙型肝炎检查，有条件的地区建议进行血糖检查、阴道分泌物检查、梅毒血清学试验、HIV 抗体测试等实验室检查。根据检查结果填写第 1 次产前检查记录表，对高危妊娠、可能有妊娠禁忌证或严重并发症的孕妇，社区卫生服务中心或乡（镇）卫生院应及时将孕妇转诊到上级医疗卫生机构，并在 2 周内随访转诊结果。

（二）复诊产前检查

根据复查时间安排随访，主要针对孕妇的健康状况和胎儿的生长发育情况进行评估和指导，识别需要转诊的高危重点孕妇，并对其进行重点指导和管理。

三、妊娠期健康教育

妊娠期健康教育是指通过评估孕妇的生理、心理、社会状况，根据孕妇不同妊娠阶段的特点进行相关知识的指导。社区应建立孕妇培训课程，通过讲课，座谈，播放录像、幻灯片等方式讲解有关妊娠、胎儿发育、分娩、产后保健的相关知识及注意事项；应给予妊娠期饮食与营养、休息与活动、良好的情绪和心理适应等方面的健康知识指导；向孕妇介绍各种检查、治疗、护理及用药的重要性和必要性。

（1）妊娠期饮食与营养。

①妊娠早期。

妊娠早期由于受到激素分泌变化的影响，孕妇经常会出现恶心、呕吐、食欲不振等表现，且此期胎儿生长发育缓慢，因此，此期孕妇应少食多餐，以清淡、易消化的食物为主，尽量避免油腻或刺激性食物，保证蛋白质、维生素、无机盐的供给充足。

②妊娠中期和晚期。

妊娠中期和晚期胎儿生长发育加速，孕妇应摄入高蛋白、维生素含量高的食物，适当增加含铁、锌、钙等微量元素的食物，牛奶、鸡蛋、蔬菜摄入的量也不能减少。注意少食多餐，少吃刺激性食物（如辣椒、浓茶、咖啡等）。同时，适量控制食盐，以免体内水分潴留。孕妇体重增加太少或太多时，应对其饮食进行评估，并及时转诊。

（2）着装与清洁卫生：孕妇衣服宜宽大、柔软、方便、舒适，不穿紧的、合成纤维的袜子，不束腰或紧扎裤带，不穿高跟鞋。孕期由于汗腺和皮脂腺分泌增多、阴道分泌物增多，应注意勤洗澡、勤换衣物，避免发生上行感染。洗澡以淋浴为宜，且水温不要过高，时间不要太长，卧室保持空气流通。

（3）活动与休息：妊娠期妇女可适当安排自己的生活和工作，但应避免重体力劳动和从事有害身体健康的工种。健康的孕妇可从事一般的日常工作，或进行家务劳动、散步等，这些活动可起到增强体质、利于分娩的作用。不宜过度疲劳，应保证充足睡眠，夜晚睡眠时间不得少于 8 小时，午睡 1～2 小时。睡眠宜采取左侧卧位，可以减少增大的子宫对腹主动脉及下腔静脉的压迫，增加回心血量，减轻下肢水肿。

（4）乳房护理：孕期应注意乳房的检查和保健。孕妇宜穿着宽松舒适、棉质、尺码合适的胸罩，避免压迫乳房，保证乳房血液循环通畅。孕妇淋浴时，用清水擦洗乳房，禁止使用肥皂等。大部分妇女的乳头坚挺，少数妇女的乳头可能扁平或凹陷，一般不需做特殊处理，分娩后哺乳时再纠正。

（5）性生活指导：孕期并不绝对禁止性生活，但要有所节制，特别是孕 12 周内及孕 32 周后应尽量避免。因为妊娠早期性生活的刺激可引起盆腔充血及子宫收缩而导致流产，妊娠晚期的性生活可导致感染和早产。

（6）保持良好的情绪：孕妇的心理状态直接影响着胎儿的发育。孕妇在妊娠不同阶段，有不同的心理感受和心理需求，社区护士及家属应正确识别并给予适当的支持和帮助。不良情绪可导致流产或生出低出生体重儿、畸形儿等。因此，孕妇应注意保持良好的心理状态和乐观的情绪，尽量减少身心刺激和压力。

（7）避免接触各种有害物质：孕妇不能吸烟，同时要注意避免吸二手烟；孕妇应尽量少饮酒，不饮酒最好，孕期大量饮酒可使胎儿发生慢性中毒或其他意外。生活或工作中应尽量避免接触沥青、铅、汞等及放射性、辐射性等有害物质，以免造成胎儿畸形。

（8）预防病毒感染：病毒感染会影响胎儿的发育，造成胎儿发育缺陷或各种畸形。预防方法是孕妇要加强体育锻炼，提高机体的抗病能力；在传染病流行季节，尽量少到人多的公共场所并及时接种疫苗。如妊娠期前 4 个月内感染流行性感冒、病毒性肝炎、风疹等，应及时做产前检查，一旦发现胎儿畸形，应终止妊娠。

（9）孕妇用药指导：妊娠早期是胚胎器官发育形成阶段，多数药物会通过胎盘进入胎儿体内，一些药物对母体可能有治疗作用，但往往会造成胎儿畸形或胚胎停止发育。因此，妊娠期妇女应遵医嘱用药，不可自行乱用药物，以免造成流产或胎儿畸形等意外。社区护士应帮助孕妇纠正错误认识，正确对待治疗性用药，以免耽误治疗，给孕妇及胎儿带来不良后果。

四、分娩准备指导

（一）确定分娩地点

合适的分娩地点可使孕妇获得良好的休养。社区护士应在产前根据孕妇的具体情况，指导并协助孕妇选择合适的生产地点，及早了解其情况，并提前做好联系，以便有分娩先兆时，能立即做好待产准备。

（二）识别分娩先兆

帮助孕妇及其家属了解分娩先兆，做好分娩准备。

（1）假临产：在分娩开始前，子宫会出现不规律收缩，孕妇自感下腹不规则疼痛，但宫缩强度不增加，常在夜间出现，白天消失。

（2）腹轻感：分娩前两周因胎头下降入盆使孕妇感到上腹舒适，呼吸轻快，进食容易，但常出现尿频症状。

（3）见红：在分娩前 24～48 小时，下腹开始阵痛，阴道有少量血性黏液样的分泌物流出，即见红。见红是分娩即将开始的比较可靠的征象，是子宫不规则收缩，使宫颈内口附近的黏膜与此处的子宫壁分离、毛细血管破裂所致。

（4）胎膜早破或破水：胎膜正常情况应在第一产程宫口开大 3～4cm 时才破裂，若在阵痛之前出现，称为胎膜早破或破水。此时产妇应保持外阴清洁、身体平卧，并尽快就医。

（三）做好分娩准备

进入妊娠晚期，孕妇对即将来临的分娩常会感到恐惧不安，并伴有焦虑感。社区护士应指导孕妇从身体上和精神上做好生产准备，主动向孕妇提供与生产相关的知识和信息，减轻其心理压力。同时，由于分娩时体力消耗较大，应指导孕妇保证充足的睡眠，但不必全天卧床休息。另可指导孕妇正确进行腹部放松训练、呼吸运动训练，以及使用分散和转移注意力的方法，减轻宫缩引起的疼痛感。另外，应指导孕妇准备好分娩时所需的物品，包括医疗证、医保卡、身份证、婴儿用品、产妇用品等，并将所有物品归纳在一起，放在家属知道的地方，提前为入院分娩做好准备。

第四节　产褥期保健

产褥期是指产妇从分娩结束到全身各器官（除乳房外）恢复至非孕状态的一段时期，约 42 天。产褥期保健是指通过产后家庭访视、产褥期保健指导及产后健康检查等对产褥期妇女进行保健指导，并提供对新生儿的健康指导，以促进产后妇女的身心健康和新生儿的健康。

一、产后家庭访视

产后家庭访视是产褥期保健工作的重要措施之一。社区护士在家庭访视中可通过询问、观察、一般状态检查和妇科检查及必要的辅助措施，对产妇恢复情况进行评估，并加强对产妇及新生儿的保健指导，保证母婴健康顺利地度过产褥期。

（一）访视频率和时间

产褥期的家庭访视一般为 3 次，由社区护士分别在出院后 3 天、产后 14 天、产后

28 天完成。对高危产妇或发现异常情况者应酌情增加访视次数。

（二）访视前准备

社区护士在进行家庭访视前应做好准备工作，如与产妇取得联系、了解产妇确切的休养地点、确定访视时间，并简要了解产妇的一般状况，按需准备访视用物。

（三）访视内容

（1）针对产妇：社区护士测量产妇的生命体征，了解产妇的情绪、睡眠、心理社会状况、饮食及大小便等情况。检查产妇各器官恢复情况，如子宫收缩情况、恶露的性状、腹部或会阴部伤口的愈合情况、乳房有无肿胀及乳汁分泌情况。如发现异常及时处理，同时做好产后 42 天健康检查的宣教工作。

（2）针对新生儿：社区护士通过观察、检查和询问家属，了解新生儿的基本情况。如询问新生儿哺乳、睡眠、大小便情况；检查新生儿面色、皮肤有无黄疸或脓疮、脐带有无感染；指导产妇为新生儿进行口腔、脐部、臀部和皮肤护理；检查新生儿觅食、拥抱和握持等生理反射及肌张力、视力、听力等情况。

（四）注意事项

（1）社区护士应统一着装，佩戴上岗证。

（2）社区护士应做好自我介绍及来访目的解释，与产妇及其家属做好沟通，取得信任。

（3）社区护士应严格遵守工作职责，有效实施访视计划。

（4）社区护士进入产妇家，在接触母婴之前应清洁双手。

（5）每次访视后，社区护士应将访视内容、结果及指导意见记录在《孕产妇保健手册》和《0～6 岁儿童保健手册》上，满月访视后填写《小儿生长发育表》。

二、产褥期保健指导

（一）日常保健指导

（1）休养环境：产妇居住的房间要安静、舒适、清洁、冷暖适宜，保持空气流通，产妇勿直吹冷风。

（2）休息与运动：产妇要保证充足的睡眠时间，避免从事重体力劳动，以免发生子宫脱垂。产妇应经常变换卧床姿势，不要长时间仰卧，以防子宫后倾。正常分娩的健康产妇，产后第二天可下床活动，并可根据身体状况，逐步增加活动范围和时间，同时可以开始做产后体操。行会阴侧切或剖宫产的产妇，可推迟到第三天起床稍活动，待伤口开始愈合后做产后体操，以促进盆底及腹肌张力恢复，防止腹壁皮肤过度松弛。

（3）个人卫生：做好个人卫生是避免产褥期感染的重要措施。产后 1 周内皮肤排泄功能旺盛，会排出大量汗液，社区护士可指导产妇用热水擦身、勤换衣物及床单，保持环境整洁及注意个人卫生。

（4）饮食与营养：饮食应富含营养、易消化；多吃汤汁类食物，以助于乳汁分泌；少食多餐，适当补充维生素和铁剂。

（5）乳房护理：乳房应保持清洁干燥，对乳房有肿块、肿胀或损伤等情况者应进行指导处理。

（6）会阴护理：每日应冲洗会阴 2~3 次，勤换会阴消毒垫，大便后用水冲洗，保持会阴清洁干燥，预防感染。若有感染、肿胀、疼痛，可用 75％乙醇纱布湿敷，或用 1：5000的高锰酸钾溶液坐浴。

（二）母乳喂养指导

WHO 已将保护、促进和支持母乳喂养作为卫生工作的重要环节。母乳能为婴儿提供丰富的营养及大量的免疫物质，促进婴儿健康成长。同时，母乳喂养可促进母亲子宫收缩，减少产后出血，抑制排卵，延长哺乳期的闭经，还能增进母子间的感情。社区护士应开展有关母乳喂养知识宣传，指导产妇在产后半小时内开始让新生儿吸吮乳头进行哺乳，做到早接触、早开奶。

（三）家庭适应与协调指导

产褥期是充满压力的角色适应期。面对新成员的加入，产妇及其丈夫如果不能很好地适应父母亲角色，可能会影响产妇身心健康及新生儿的生长发育。社区护士应通过家庭访视，增强产妇及其丈夫照顾新生儿的信心，指导他们与新生儿进行语言交流，促进亲子互动与家庭和谐发展。

第五节　围绝经期保健

围绝经期是女性卵巢功能逐渐衰退，生殖器官开始萎缩的时期，一般在 50~55 岁，平均持续 4~5 年。围绝经期约 2/3 的妇女会出现生理和心理的不适，称为女性更年期综合征，严重者甚至会影响日常工作和生活。围绝经期的健康往往取决于妇女以前的健康状况、分娩方式、生活方式和生活环境。很多妇女在此期会出现各种紊乱症状，通常是能自愈和不威胁生命的，但仍是不愉快的。另外，从有规律的月经周期过渡到闭经可能产生焦虑。因此，应该对此期妇女给予特殊的保健与关心。

一、围绝经期妇女的生理、心理特点

（一）生理特点

妇女在围绝经期，由于体内雌激素分泌减少，会出现一系列症状，主要表现为经量减少、月经不规律，最后绝经、自主神经功能紊乱、生殖功能下降直至消失。

（1）月经紊乱：月经紊乱是女性围绝经期的常见症状，表现为月经周期不规律，经期持续时间长及经血量增多或减少。这与卵巢、下丘脑和垂体功能的波动有关，随着卵巢逐步停止排卵，激素的分泌相应减少。

（2）心血管系统：绝经后妇女动脉硬化、冠心病发病率较绝经前明显增加，这可能与雌激素水平降低和雄激素水平增加有关。

（3）泌尿生殖道退行性改变：表现为泌尿生殖道萎缩，出现阴道干燥、性交困难和反复的阴道感染，以及尿痛、尿急、反复发生的尿路感染等。

（4）其他：潮热、出汗是女性雌激素水平降低的典型症状，表现为反复出现短暂的面颈部、胸部皮肤发红，持续时间长短不一。严重者出现心悸、眩晕、头痛、失眠、耳鸣等自主神经功能失调症状。

（二）心理特点

由于内分泌环境改变、自主神经功能紊乱，加之家庭和社会环境的改变，围绝经期妇女情绪、记忆及认知功能都会发生改变，常会出现紧张、焦虑、悲观、情绪低落、易感动、情感脆弱等。这些症状是多变的、没有特异性的，但相对较轻、有波动、不会持续存在。

二、围绝经期保健指导

社区护士应正确评估围绝经期妇女的生理、心理和社会状况，大力开展健康教育，有针对性地给予保健指导。

（一）正确认识围绝经期指导

社区应积极开展有关围绝经期的科学知识讲座，让妇女了解围绝经期的生理、心理特点，了解围绝经期是生命过程中的一个自然的生理过渡阶段，消除恐惧心理，保持良好、乐观的心态，做好自我身心调节；指导其适当参加体育锻炼和娱乐活动，定期进行健康检查，做好常见病的预防与治疗，注意控制情绪，平稳渡过此期。

（二）合理安排生活和加强营养指导

社区护士应指导围绝经期妇女培养兴趣爱好，合理安排生活，适当参加体育活动，充实生活，保持良好的工作和生活环境；同时多摄入富含维生素和钙质的食物，少吃甜食，适当控制盐、脂肪和刺激性食物的摄入。

（三）个人卫生和性生活指导

围绝经期妇女因生殖器官萎缩、肌肉松弛、黏液分泌减少等，易发生阴道炎症、子宫脱垂和尿失禁等病症，故必须做好外阴清洁。坚持每天用流动水冲洗外阴，勤换内裤，保持外阴干燥清洁。此期妇女虽然卵巢功能减退，但仍有排卵，还有可能受孕，在维持正常性生活的同时应注意做好避孕工作。

（四）定期进行健康检查指导和疾病普查

围绝经期妇女因年龄增大、生理功能减退和雌激素水平降低，容易患一些疾病。正确认知并定期进行健康检查对围绝经期妇女具有重要意义。因此，社区护士应进行广泛的健康宣教工作，围绝经期妇女应每半年进行一次健康检查，早期预防、及早发现、及时治疗影响围绝经期妇女健康的常见病和多发病。

（五）用药指导

围绝经期妇女应在医师指导下合理、规律地使用对抗围绝经期症状和体征的药物，切忌滥用药物。如接受雌激素替代疗法，必须先进行检查，排除禁忌证，使用过程中应每半年进行一次有针对性的检查，以便及早发现出现的并发症。

第六节　女性常见疾病与恶性肿瘤的普查普治

妇科疾病不仅影响育龄妇女的身心健康，而且还会影响生殖健康及出生人口的质量，因此应该健全妇女保健网络，每1~2年对育龄期妇女进行疾病普查工作，及早发现各种妇女常见病、多发病（如阴道炎、宫颈炎、盆腔炎等妇科炎症及子宫肌瘤、宫颈癌、乳腺癌等良性、恶性肿瘤），落实防治措施，以降低妇女疾病的发病率，提高妇女的生命质量。对危害性较大的恶性肿瘤，如宫颈癌、乳腺癌等，需做到早发现、早诊断、早治疗。

妇女疾病普查项目包括以下内容。

（1）白带常规检查：检查是否有阴道炎。

（2）宫颈细胞学检查：检查是否有宫颈癌。

（3）窥阴器视诊：检查是否有阴道、宫颈病变，如阴道囊肿、赘生物、息肉、腺体囊肿等。

（4）妇科内诊：检查是否有子宫、输卵管、卵巢病变，如子宫肌瘤、附件囊肿、盆腔炎等。

（5）乳房检查：通过触诊、透视，筛查乳腺增生、乳腺纤维瘤、乳腺癌等。

（6）妇科B超检查：检查是否有子宫和附件疾病等。

第七节　社区妇女常见健康问题与护理

随着妇女的平均寿命增加，妇女各生命周期的健康问题也日益突出。目前我国妇科恶性肿瘤的发病率每年都在增加，常见的孕产期并发症如妊娠期高血压、产褥期乳腺炎、产褥期抑郁症等，严重影响妇女的身心健康，也给我国妇女保健工作提出了更多的挑战。因此，社区护士学习和掌握社区妇女常见疾病的相关知识和保健护理技能，对妇科疾病做到早发现、早诊断、早治疗，对维护妇女健康、提高妇女的生命质量有着重要的意义。

一、妊娠期高血压

妊娠期高血压（hypertensive disorder complicating pregnancy）是妊娠期常见的严重威胁母婴健康的一组综合征，是孕产妇和围产儿病死率高的主要原因，发生率为 5%～12%，为妊娠期特有的疾病。患者常表现为高血压、蛋白尿、水肿三大综合征，并发症主要为脑出血、心力衰竭、HELLP 综合征、急性肾功能衰竭等，新生儿早产、窒息的风险也明显增加。规范的围生期保健，早发现、早治疗是减少妊娠期高血压的关键。

（一）病 因

妊娠期高血压病因尚不清楚，可能与下列高危因素有关：（1）家族史；（2）子痫前期病史；（3）孕妇年龄小于 18 岁或初产年龄大于 40 岁；（4）初次产检时体质指数（BMI）≥35kg/m²；（5）多胎妊娠；（6）妊娠间隔时间≥10 年以及早期收缩压≥130mmHg 或舒张压≥80mmHg；（7）有慢性高血压、慢性肾炎、糖尿病、营养不良等；（8）妊娠期间季节寒冷或温差变化较大；（9）孕妇体型矮胖；（10）子宫张力过大。

（二）临床表现

（1）妊娠期高血压：妊娠期出现血压≥140/90mmHg，并于产后 12 周恢复正常；尿蛋白（－）；少数患者可伴有上腹部不适或血小板减少，产后方可确诊。

（2）子痫前期。

①轻度：妊娠 20 周以后出现血压≥140/90mmHg，伴尿蛋白≥0.3g/24h 或随机尿蛋白（＋）。

②重度：血压和蛋白尿持续升高，血压≥160/110mmHg；尿蛋白≥5.0g/24h 或随机尿蛋白（＋＋＋）；血清肌酐＞106μmol/L；血 LDH 升高；血清 ALT 或 AST 升高，持续性头痛或视觉障碍，上腹不适；心力衰竭、肺水肿；胎儿生长受限或羊水过少；早发型即妊娠 34 周内发病。

（3）子痫：子痫前期的孕妇发生抽搐，且不能用其他原因解释。

（4）慢性高血压并发子痫前期：慢性高血压孕妇妊娠前无尿蛋白，妊娠后尿蛋白≥0.3g/24h，或妊娠前有尿蛋白，妊娠后尿蛋白增加，或血压进一步升高，或血小板＜100×10⁹/L。

（5）妊娠合并慢性高血压：妊娠 20 周内血压≥140/90mmHg（排除滋养细胞疾病），妊娠期无明显加重，或妊娠 20 周后首次诊断高血压并持续到产后 12 周后。

（三）预防与护理

1. 妊娠期高血压的预防与护理

（1）休息：孕妇可在家休息，无须住院，每日睡眠时间应不少于 10 小时，睡眠时以左侧卧位为宜。

（2）镇静：对于精神紧张、焦虑或睡眠欠佳者，可遵医嘱给予少量镇静剂。

（3）饮食：指导孕妇选择高蛋白质、高维生素、低盐饮食，多吃含铁、锌等微量元素的食物。

（4）加强产前检查：增加产前检查的次数，加强对母婴健康的监测，嘱孕妇每日数胎动。

（5）测体重及血压，密切观察病情变化，间断吸氧，以增加血氧含量。

2. 子痫前期的预防与护理

（1）一般护理。

①子痫前期患者应住院治疗，卧床休息，睡眠宜取左侧卧位。将患者安排在避光、安静的单人病房，各种治疗、护理措施集中进行，避免刺激。床边备好舌钳、开口器等急救物品。

②严密监测生命体征，观察孕妇有无头痛、头晕、视物模糊等症状。

③观察孕妇有无腹痛、阴道出血等症状，监测胎心、胎动及宫缩情况。

④观察有无头痛、恶心、呕吐、视物模糊、意识障碍等脑水肿表现。

⑤记录 24 小时尿量，查 24 小时尿蛋白、凝血时间、肝肾功能等。

（2）用药护理。

①降压：降压的目的是预防子痫、心脑血管意外等严重并发症。血压>160/110mmHg时必须降压治疗。常用药物有拉贝洛尔、肼屈嗪、硝苯地平、硝普钠等。应用时须严密监测血压，防止血压大幅变化。

②解痉：解痉药物首选硫酸镁，可采用肌内注射或静脉给药。负荷剂量硫酸镁2.5~5.0g，溶于 10%葡萄糖 20ml 静脉推注（15~20 分钟）或 5%葡萄糖 100ml 快速静脉滴注，随后 1~2g/h 静脉滴注维持，或夜间睡前停用静脉给药，改为肌内注射，用法：25%硫酸镁 20ml＋2%利多卡因 2ml，深部臀肌内注射。24 小时硫酸镁总量为25~30g。

硫酸镁使用注意事项：用药期间，应定时检查以下项目：a. 膝反射必须存在；b. 呼吸不少于 16 次/分；c. 24 小时尿量不少于 600ml 或每小时不少 25ml；d. 准备钙剂，当发现硫酸镁中毒时，立即用 10%葡萄糖酸钙注射液 10ml 静脉推注（3 分钟以上）。

③镇静：镇静药物有解痉、降压及控制子痫抽搐的作用，多选用冬眠药物。

④利尿：仅用于患者出现全身水肿、急性心力衰竭、肺水肿等情况时。常用利尿剂有呋塞米、甘露醇等。

3. 子痫的预防与护理

（1）专人护理，严密监测血压、脉搏和呼吸并记录。

（2）保持患者呼吸道通畅，患者昏迷或未清醒时，将其头偏向一侧，防止呕吐物误吸。

（3）抽搐时，应防止舌咬伤、坠伤。

（4）纠正缺氧和酸中毒，使用面罩或气囊吸氧。

（5）严密观察并记录抽搐频率、次数、持续时间，昏迷时间。

（6）安排单人病房，加用床档；暗室布置，避免声光刺激，防止诱发抽搐；各项治疗及护理操作集中进行，床头备好抢救物品如开口器、舌钳、压舌板、电动吸痰器等。

（7）抽搐控制后 2 小时，做好终止妊娠的准备。

4. 健康教育

（1）告知孕妇及其家属定期产检的重要性，尤其是有妊娠期高血压疾病高危因素的孕妇，应到产科高危门诊咨询，及时发现异常，做到早诊断、早预防、早治疗。

（2）指导孕妇合理饮食，摄入富含蛋白质、维生素及铁、钙、锌等的食物。妊娠 20 周开始，每天补充钙剂 2g 可降低妊娠期高血压的发生风险。

（3）注意休息，保证充足的睡眠（8～10h/d），休息时以左侧卧位为宜，以改善子宫胎盘的血液循环。

（4）告知孕妇妊娠期保持心情愉快，避免紧张情绪。

二、产褥期乳腺炎

乳腺炎是女性常见的疾病，根据病因不同，乳腺炎可分为急性化脓性乳腺炎、乳晕旁瘘管、浆细胞性乳腺炎等，其中以急性化脓性乳腺炎最常见。急性化脓性乳腺炎常发生于哺乳期，特别是初产妇产后 1～2 个月内，故又叫急性哺乳期或产褥期化脓性乳腺炎，中医称为"乳痈"。初产妇急性化脓性乳腺炎的发病率高达 2%～4%，比经产妇高 1 倍。

（一）病因

哺乳经验不足、哺乳方法不当、乳头发育不良、乳头凹陷、乳头内翻或分裂、乳腺导管不通畅等均可造成乳汁淤积，淤积的乳汁是致病菌良好的培养基。致病菌多为金黄色葡萄球菌，少数为溶血性链球菌。致病菌通过破损的乳头皮肤或乳腺导管侵入乳腺实质，大量繁殖并破坏乳腺组织，形成多房性脓肿。哺乳时间过长，小儿"含乳而睡"，可致使乳头表面破损，细菌由破口而入，或因感冒、咽炎，细菌经血行到淤积的乳汁内大量繁殖而化脓。产妇体质虚弱、免疫力下降、包裹太严，出汗较多，清洗不够，乳房局部潮湿，也为细菌的生长繁殖提供了条件。哺乳期乳房受挤压、撞击等造成外伤也容易诱发乳腺炎。

（二）临床表现

患者乳房肿胀、疼痛，当按压乳房时患者疼痛明显加重，并能感觉有大小不一的肿块存在。若乳腺炎症继续发展，患者可有寒战、高热、脉搏加快等情况出现，而且乳房肿痛加剧，局部皮肤出现红肿。若未及时发现或治疗，病情会愈发严重，导致乳腺组织发生坏死、液化等情况，从而形成脓肿。深部脓肿除缓慢向外破溃外，也可向深部发展至乳房与胸肌间的疏松组织，形成乳房后脓肿，最终造成严重后果。局部皮肤可能呈橘皮形状，还会出现水肿、变色、湿疹等一系列改变。

（三）预防与护理

1. 预防

（1）保持乳房清洁：哺乳前可以用纱布蘸温水进行清洁后再哺乳。哺乳结束后，要用温清水将乳房和乳头擦拭干净。切忌使用香皂和乙醇之类的化学用品清洗乳头，否则会使乳头局部防御能力下降，造成乳头干裂，导致细菌感染。

（2）正确哺乳：①提倡定时哺乳，以每隔 2~3 小时为宜。②两个乳房交替喂乳，机会最好均等，以防哺乳后两侧乳房不对称。③排空乳房，不要积乳。当一侧乳房即可喂饱婴儿时，要将另外一侧的乳汁用吸奶器吸空。④哺乳后不要让婴儿口含乳头睡觉，婴儿唾液中含有消化酶，会使乳汁形成乳酪样物，堵塞乳管口，造成排乳不畅甚至乳汁淤积。⑤哺乳姿势要正确，最好采用坐位，少用卧姿。⑥哺乳后应佩戴合适的胸罩，使既能托起乳房，保持乳房内部血液循环畅通，又有利于矫正乳房下垂。

（3）纠正乳头凹陷：如果乳头凹陷，在每次清洁时用手轻轻牵拉乳头数次至正常程度，以方便婴儿吸吮。

（4）补充营养和水分：忌食辛辣、刺激、油腻的食物，进食高热量、高蛋白、高维生素、低脂肪、易消化食物，并注意补充水分。

2. 护理

（1）炎症初期：可进行哺乳。哺乳前，湿热敷乳房 3~5 分钟，并按摩乳房，先用患侧乳房哺乳，因婴儿饥饿时吸吮力强，有利于疏通乳腺管；每次哺乳时注意排空乳汁；在哺乳的同时按摩患侧乳房，避免乳汁淤积。

（2）炎症期：应停止哺乳。定期用吸奶器吸净乳汁或按摩排空乳汁；用宽松的胸罩托起乳房，以减轻疼痛和肿胀；给予局部热敷、药物外敷或理疗，以促进局部血液循环和炎症的消散；根据医嘱早期使用抗菌药物。

（3）脓肿形成期：行脓肿切开引流术，切口应符合美容要求并避免损伤乳管，保持引流通畅，定时更换敷料，保持清洁干燥。

三、产褥期抑郁症

产褥期抑郁症（postpartum depression），也称产后抑郁症，是指产妇在产褥期出现抑郁的症状，是产褥期精神综合征中最常见的一种类型，多于产后 2 周发病，4~6 周症状明显。

（一）病因

（1）遗传因素：有精神病家族史，特别是有家族抑郁症病史的产妇，产褥期抑郁症的发病率高。过去有情感性障碍病史、经前抑郁症史等均可增加该病的发病率。

（2）生理、心理因素：分娩带来的疼痛与不适使产妇感到紧张、恐惧，滞产、难产使其紧张、恐惧的程度增加，睡眠不佳、过度疲劳等导致生理和心理的应激增强，从而诱发产褥期抑郁症的发生。

（3）社会因素：家庭对婴儿性别的敏感，妊娠期发生的不良生活事件（如妊娠期工作压力大、失业、夫妻分离、亲人病丧等），以及产后体形改变，都是本病的重要诱因。产后遭到家庭和社会的漠视、缺乏帮助与支持，也是致病的危险因素。

（二）临床表现与诊断

（1）临床表现：心情沮丧，情绪低落，易激惹、恐惧、焦虑，对自身及婴儿健康过度担忧，失去生活自理及照料婴儿的能力，有时还会出现嗜睡、思维障碍、被迫害妄想，甚至出现伤婴或自杀行为。

（2）临床诊断：产褥期抑郁症至今尚无统一的诊断标准。美国精神医学学会出版的《精神疾病的诊断与统计手册》一书中，制定了产褥期抑郁症的诊断标准。在产后2周内出现下列5条或5条以上的症状即可确诊，其中前2条必须具备：①情绪抑郁；②对全部或多数活动明显缺乏兴趣；③体重显著下降或增加；④失眠或睡眠过度；⑤精神运动性兴奋或阻滞；⑥疲劳或乏力；⑦遇事皆感毫无意义或有自责感；⑧思维力减退或注意力溃散；⑨反复出现死亡想法。

（三）预防与护理

（1）加强妊娠期健康教育：由社区专业工作人员向孕妇讲解妊娠、分娩的相关知识，自我照顾的方法等；指导孕妇进行产前运动练习；与孕妇讨论心理因素对分娩的影响；指导孕妇的饮食和营养搭配；帮助孕妇了解分娩过程，减轻其紧张、恐惧心理。

（2）在分娩中鼓励与支持：分娩时的疼痛及体能消耗会使产妇处于疲乏劳累状态，生理上的不适也会导致产妇出现烦躁不安、焦虑、恐惧等情绪，护理人员应全程持续给予产妇心理和情感上的支持。

（3）产后指导与角色适应指导：做好产妇的心理疏导工作，为产妇创造良好的休养环境；指导产妇正确认知母亲角色，促进和帮助产妇适应母亲的角色，指导产妇与婴儿的交流与接触，鼓励母乳喂养，指导产妇正确喂养，使其逐渐参与到护理孩子的活动中，逐步建立亲子依附关系；指导产妇产后早期锻炼，以缓解精神紧张和疲劳，促进身心平衡。

（4）加强产后社区管理：充分发挥社区支持系统的作用，不仅对产妇的生理、心理问题进行有效的指导和教育，还应协调家庭关系，指导其家人积极照顾产妇、整理家务、照顾婴儿及提供物质帮助和精神支持。同时，还应提供多方信息指导和帮助产妇，使其能够正确认识和处理生活难题，树立信心，必要时请心理医生给予治疗。

四、宫颈癌

宫颈癌是常见的妇科恶性肿瘤。原位癌高发年龄为30～35岁，浸润癌高发年龄为45～55岁，但近年来发病有年轻化的趋势。近几十年随着宫颈细胞学筛查的普遍应用，宫颈癌和癌前病变得以早期发现和治疗，宫颈癌的发病率和死亡率已有明显下降。

目前，预防宫颈癌的有效措施主要为一级预防和二级预防。注射人乳头瘤病毒

（HPV）疫苗以预防 HPV 感染的一级预防已应用于全世界多个国家或地区。开展针对适龄妇女的人群宫颈癌筛查，进行针对宫颈癌及癌前病变的早期诊断和治疗，可以有效降低宫颈癌的发病率及死亡率。

（一）病因

（1）病毒感染：高危型 HPV 持续感染是宫颈癌的主要危险因素，90％以上的宫颈癌伴有高危型 HPV 感染。

（2）性行为及分娩次数：多个性伴侣、初次性行为小于 16 岁、初产年龄小、多孕多产等均会增加宫颈癌发生概率。

（3）其他生物学因素：沙眼衣原体、单纯疱疹病毒Ⅱ型、滴虫等病原体感染在高危型 HPV 感染导致宫颈癌的发病过程中有协同作用。

（4）其他行为因素：吸烟作为 HPV 感染的协同因素可能增加宫颈癌的发病风险。另外，营养不良、卫生条件差也可导致宫颈癌的发生。

（二）临床表现

（1）阴道流血：早期多表现为接触性出血，中晚期表现为不规则阴道流血。出血量根据病灶大小、侵及间质内血管情况不同而不同，若侵袭大血管可引起大出血。年轻患者也可表现为经期延长、经量增多，老年患者常表现为绝经后不规则阴道流血。一般外生型较早出现阴道出血症状，且出血量多；内生型较晚出现该症状。

（2）阴道排液：多数患者有阴道排液，液体为白色或血性，可稀薄如水样或米泔状，或有腥臭。晚期患者因癌组织坏死伴感染，可有大量米汤样或脓性恶臭白带。

（3）晚期症状：根据癌灶累及范围不同，宫颈癌会出现不同的继发症状，如尿频、尿急、便秘、下肢肿痛等。癌肿压迫或累及输尿管时，可引起输尿管梗阻、肾盂积水及尿毒症。晚期患者可有贫血、恶病质等全身衰竭症状。

（4）体征：早期宫颈癌体征可无明显异常，但随着疾病的发展，可见外生型、内生型或溃疡型宫颈病变。

（三）预防与护理

（1）提供治疗相关信息：社区护士应给宫颈癌患者提供与治疗相关的信息，以手术为主、配合放疗与化疗。做好术前准备、术后护理、放疗护理、化疗护理及一般护理。

（2）提供预防保健知识，注意高危人群。

①宣传与宫颈癌发病有关的高危因素，强调定期检查、早发现、早诊断、早治疗的重要性。

②30 岁以上已婚妇女每 1～2 年普查 1 次，每年做 1 次 HPV 检测。

③积极治疗妇科疾病，注意会阴部卫生。

④提倡晚婚、晚育。

⑤避免不健康的性行为。

（3）协助患者树立战胜疾病的信心：社区护士要经常与患者和其家属沟通交流，了解患者心理特点，与患者和其家属一起讨论和制订治疗和护理计划；鼓励患者学会积极的疾病应对方式，向家属、朋友倾诉内心感受等。

【小结】

社区妇女保健是以维护和促进妇女健康为目的，以预防为主，以保健为中心，以基层为重点，以社区妇女为对象，防治结合开展的以生殖健康为核心的保健工作。社区妇女保健工作要对青春期、围婚期、妊娠期、产褥期、哺乳期、围绝经期、老年期妇女进行保健，做到以保健为中心、以护理程序为框架、以服务对象的需求为评价标准，强调妇女工作的社会参与和政府责任。

【习题】

一、选择题

1. 孕妇生产出院后最少要进行（　　）次产后访视。

A. 1　　　　　　　　　B. 2　　　　　　　　　C. 3　　　　　　　　　D. 4

2. 下列关于社区妇女保健的说法，错误的是（　　）。

A. 以维护和促进妇女健康为目的　　　　　B. 以保健为中心

C. 以基层为重点　　　　　　　　　　　　D. 以妇女为对象

3. 妊娠中期为（　　）。

A. 12 周前　　　　　　　　　　　　　　　B. 13～27 周

C. 28 周后　　　　　　　　　　　　　　　D. 35 周后

4. 孕妇自妊娠第（　　）周开始能感觉到胎动。

A. 14～16　　　　　　　　　　　　　　　B. 16～18

C. 18～20　　　　　　　　　　　　　　　D. 20～22

5. 围绝经期一般发生在（　　）。

A. 40～50 岁　　　　　B. 45～55 岁　　　　　C. 50～55 岁　　　　　D. 55～65 岁

6. 孕妇每日盐的摄入量不应超过（　　）。

A. 4g　　　　　　　　　B. 5g　　　　　　　　　C. 6g

D. 7g　　　　　　　　　E. 8g

7. 某 27 岁女性，确认妊娠，末次月经时间是 2010 年 9 月 20 日，其预产期在 2011 年（　　）。

A. 5 月 17 日　　　　　　　　　　　　　　B. 5 月 29 日

C. 6 月 27 日　　　　　　　　　　　　　　D. 6 月 29 日

8. 对孕妇进行卫生保健指导，正确的是（　　）。

A. 齿龈易肿胀出血，注意口腔卫生

B. 睡眠时采取右侧卧位保护心脏

C. 尽量减少活动，维持新陈代谢

D. 孕 32 周后避免性生活

9. 孕妇睡眠时宜采取左侧卧位，目的是（　　）。

A. 减慢胃肠蠕动   B. 减轻下肢水肿

C. 减轻对肝脏压迫   D. 保证胎盘血液灌流量

二、简答题

1. 如何对孕妇进行营养指导？

2. 请根据当地母乳喂养情况，提出社区保健指导内容与方法。

第七章　社区老年人保健与指导

【教学目标】

掌握：

1. 人口老龄化的相关概念；

2. 社区老年人的保健指导与健康管理；

3. 社区老年人常见的健康问题与护理。

理解：

老年人的健康特点。

【案例导入】

王先生，60岁，最近刚退休。妻子已经去世6年，儿子和女儿均在外地工作。王先生一个人在家，每天主要看电视新闻和报纸，和朋友聊天时莫名地感到恐惧和焦虑，脾气反复无常。

请问：

1. 王先生的心理和情绪变化的原因是什么？

2. 对社区老年人应如何保健与指导？

第一节　概　述

随着社会经济的发展和医疗卫生事业的进步，人们的生活水平和健康水平不断提高，人类平均寿命日益延长，人口老龄化成为世界性的难题，更是发展中国家面临的主要社会问题之一。我国是人口大国，也是世界上老年人口数量最多的国家。人口老龄化已成为我国不容忽视的重要公共卫生问题和重大社会问题。由于老年人大多生活在社区家庭中，研究老年人健康问题、开展社区老年人群保健护理工作、维护和促进老年人身心健康、提高老年人的生活质量、实现健康老龄化的战略目标，已成为社区护理领域的重要内容。

一、人口老龄化的概念

（一）老年人的年龄划分

之前，WHO 对老年人的年龄划分有两个标准：在发达国家将 65 岁及以上的人群定义为老年人；在发展中国家则将 60 岁及以上的人群定义为老年人。现由于世界范围内人口年龄呈普遍增高趋势，根据现代人生理、心理上的变化，WHO 对老年人年龄界限的划分提出了新的标准：60~74 岁称为老年前期或年轻老年人，75~89 岁称为老年人，90 岁及以上称为长寿老年人或高龄老年人。

（二）人口老龄化的相关概念

（1）人口老龄化：人口老龄化简称人口老化，是指总人口中老年人口比例不断增长的过程。

（2）老年人口系数：老年人口系数又称老年人口比例，指达到既定年龄的老年人口数占总人口数的百分比，是反映人口老龄化程度最常用、最具代表性的指标。

（3）老龄化社会：老龄化社会是指老年人口数占总人口数达到或超过一定比例的人口结构模型。联合国的传统标准为一个地区 60 岁及以上老年人口数达到总人口数的 10%，新标准为 65 岁及以上老年人口数占总人口数的 7%，该地区即视为进入老龄化社会。

（4）健康老龄化：健康老龄化是指个人老年期时躯体、心理、社会、智力、经济五个方面的功能仍能保持良好状态。20 世纪 90 年代，著名人口学家邬沧萍教授率先提出"健康老龄化"的概念。通过社区保健护理，有利于延缓老年人机体功能衰退，维持老年人正常的生活能力，使老年人老而少病、病而不残、残而不废，且精神健康地安度晚年生活，实现健康老龄化。

（三）老年人群的保健与指导

（1）创造良好的居家环境：老年人的居家环境应体现舒适和安全的原则，居室整洁卫生，采光充分，布置简单实用，可适当摆放花卉，环境应安静无噪声。保持室内空气新鲜、通风良好，每日定时通风 2~3 次，每次 20~30 分钟。居室温度夏季保持在 26℃~28℃，冬季 20℃~22℃。相对湿度保持在 50% 左右。地面要平坦、防滑、干燥，经常行走的通道要有足够的空间且无障碍物。室内应设防护设备，厕所及走廊应安装扶手等，老年人如厕最好使用坐厕。

（2）饮食与营养指导：保证摄入足够的优质蛋白质，食物应低脂肪、低糖、低盐、富含维生素，以及适量摄入含钙、铁和膳食纤维的食物。维生素 A、维生素 D、维生素 E、维生素 C 及 B 族维生素等，对调节生理功能，维持正常代谢，增强免疫力，增进机体健康及防治疾病有重要意义。各种食物比例要适宜，一般谷物占 20%~40%，蛋、肉、鱼占 8%~16%，油脂食品占 12%~18%，乳制品占 6%~18%，糖和甜食占 10%，蔬菜和水果占 12%~20%。动物性食物与植物性食物合理搭配，细粮与粗粮搭配。老年人摄入的糖类以多糖为宜，如谷类、薯类，其既含较丰富的淀粉，又可提供维生素、膳食纤维等其他营养素。豆类、鱼类等含优质蛋白质，可适当增加其摄入量。尽量选用花生油、豆油、菜籽油、玉米油等富含不饱和脂肪酸的植物油，减少猪油、肥肉、酥油等的摄入。一般每日饮水 1500ml 左右，牛奶 200~300ml，可适当增加汤羹类食品。每日食盐摄入不超过 5g，少食多餐，应做到定时、定量、不偏食、不暴饮暴食。注意食物的色、香、味，菜品要丰富、新鲜、易于消化。同时，兼顾个人喜好，以增进食欲，保证营养摄入。晚餐不宜过饱，晚餐可适量减少蛋白质和脂肪的摄入，以免体重增加和影响睡眠。充足的水分有助于营养吸收和废物排泄，最好在晨起和两餐间饮水，以新鲜温开水为宜。茶是较好的保健饮料，但忌过量饮茶，忌空腹饮茶，忌饮冷茶、浓茶和用茶水服药。

（3）睡眠保健指导：睡眠适宜采取右侧卧位，可放松肌肉，消除疲劳，避免心脏受压。老年人醒后起床动作要慢，做到"3 个半分钟"：清晨或夜间醒来后，平躺半分钟；在床上坐半分钟；双腿下垂床沿坐半分钟；最后再下地活动。一般认为，60~70 岁老年人每天睡眠时间为 7~8 小时，70~80 岁老年人每天睡眠时间为 6~7 小时，80 岁以上老年人每天睡眠 6 小时即可（包括午休）。

（4）运动保健指导：运动可促进人体新陈代谢，延缓衰老，改善睡眠，调节情绪，增进社交，减轻老年人的孤独感。老年人运动应持之以恒，循序渐进，环境要适宜，形式要多样，内容因人而异。注意事项：①不宜空腹晨练：空腹晨练有发生低血糖的风险，可能导致老年人头晕、心悸、腿软、站立不稳等。因此，晨练前要适量进食松软、可口、温热的食物，如热豆浆、热牛奶、鸡蛋饼、燕麦粥等。②选择合适的运动时间：餐后不要立即活动，一般以餐后 1~2 小时后运动为宜。③要有良好的运动环境：夏季应避免在烈日下运动，尤其是高血压患者。冬季天气特别寒冷时，可适当增加室内运动。④根据身体情况制订运动计划。⑤活动中加强自我观察。

二、老年人的生理、心理特点

随着年龄的增长，老年人机体各器官、组织逐渐发生退行性改变，对内外环境的适应能力逐渐减退，精神状态也逐渐变差，表现出特殊的生理、心理和患病特点。

（一）老年人的生理特点

（1）外貌形态改变：由于老年人骨质疏松及椎间盘脱水变薄，身高下降，可能出现弯腰驼背现象。因皮下脂肪减少，皮肤变薄、松弛、弹性差，皱纹加深，眼睑下垂；牙龈萎缩，牙齿松动、脱落；须发变白、脱落；皮肤色素沉着，出现老年斑。

（2）器官功能改变：随着年龄的增长，老年人各器官、组织的功能均有不同程度的减退。视力下降，听觉、嗅觉减退；脑组织萎缩，呼吸功能减弱；免疫系统功能减退，心肌收缩力下降、动脉硬化、心功能减退；消化腺分泌减少，消化不良；药物代谢速度减慢，代偿功能降低；肾脏清除功能减退，基础代谢率下降等。

（二）老年人的心理特点

随着年龄的增长、身体状况的退行性改变及环境的改变，老年人的心理也会发生明显的改变，主要表现在以下几个方面。

（1）记忆、思维的改变。由于与学习和记忆有关的神经递质随着年龄的增加而减少，老年人记忆力下降，思维的敏捷程度、灵活性及创造性也明显下降，出现思维迟钝、强制性思维及思维逻辑障碍等表现。

（2）情绪、情感的改变。由于社会角色的改变和一些生活事件的发生，如疾病、丧偶、退休等，老年人多表现出消极的情绪和情感，如抑郁、孤独、焦虑、自卑、失落等。

（3）人格的改变。老年人的人格改变表现为不同性质的行为障碍，如固执、谨慎、多疑、不易接受新事物等。

（三）老年人的患病特点

老年人由于器官、组织功能衰退，机体防御能力和对疾病的反应性均有不同程度的减弱，在疾病发生发展、临床表现及预后等方面存在以下特点。

（1）临床症状不典型。老年人对体内外异常刺激感受性降低，反应性减弱，疾病症状、体征不典型，容易误诊、漏诊。

（2）多种疾病并存。由于老年人全身各系统的功能都有不同程度的老化，防御和代谢功能普遍降低，各系统之间相互影响而导致多种疾病同时存在，病情复杂。

（3）病程长且易发生并发症。老年人由于免疫系统功能减退，抗病能力与修复能力降低，患病后病程长、恢复慢，易出现多种并发症。

（4）病情进展快。老年人器官、组织储备能力及代偿能力降低，容易出现器官或系统的衰竭，导致病情进展迅速，发生多器官受损现象。

（5）易出现药物不良反应。老年人肝肾功能减退，药物在体内代谢速度减慢，容易导致药物蓄积中毒。老年人对药物耐受性减低，容易发生药物不良反应。

（6）采集病史难。老年人记忆力减退，听力下降，语言表达困难，或家庭成员及亲友提供的信息不够确切和全面，导致医务人员采集病史时难度大。

第二节　社区老年人常见健康问题与护理

老年人身体各器官系统都有不同程度老化，对内外刺激的反应性和代偿能力有不同程度的减弱。老年群体中，存在如下问题：慢性病患病率高，且多病共存；临床表现不典型；对治疗反应差；并发症多，预后不佳；退行性疾病和精神疾病增加等。这些疾患使老年人的生活自理能力不同程度地下降，甚至完全不能自理，增加了老年人保健护理的难度。

一、社区老年人常见生理问题护理

（一）口腔干燥护理

（1）指导患者多饮水，少量多次饮用。

（2）指导患者多吃新鲜蔬菜、水果等富含维生素 C 的食物。

（3）指导患者多进食流质和半流质食物，饮食宜清淡，进餐时做到细嚼慢咽。

（4）对因维生素 C 缺乏或其他疾病所致的口腔干燥者应采取针对性治疗。

（二）皮肤瘙痒护理

（1）指导患者保持心情愉快、减少对瘙痒的关注，如通过运动、听音乐、看电视等方式分散注意力。

（2）指导患者合理饮食、不吃刺激性食物。

（3）告知患者预防皮肤外伤及避免阳光暴晒，尽量避免用搔抓、摩擦或热水洗烫等方式止痒。

（4）指导患者洗澡时避免用碱性肥皂，避免暴力擦皮肤。

（5）告知患者穿柔软宽松内衣，应注意做到勤换、勤洗和勤晒。

（6）给予止痒措施。可局部冷敷或涂抹炉甘石剂、2%樟脑霜等药物。

（三）睡眠障碍护理

（1）告知患者养成早睡、早起、午睡的良好睡眠习惯。

（2）告知患者日间体力活动与脑力活动要适当结合、睡前避免剧烈活动及各种刺激。

（3）指导患者营造安静舒适的睡眠环境，控制卧室光线及温湿度。

（4）指导患者采取促进睡眠的措施，如晚餐不过饱、进食清淡易消化的食物，睡前用温水泡脚等。

（5）给予药物治疗。必要时在医生指导下根据具体情况给予有睡眠障碍的老年人适合的镇静剂或安眠药。

（四）便秘护理

（1）告知患者养成定时排便的习惯，不管有无便意每天都应该定时排便，最好在早餐后。

（2）告知患者多饮水，多吃富含粗纤维的食物，如粗粮、蔬菜、水果等。

（3）指导患者增加身体活动和运动，每天坚持 30~60 分钟的活动或锻炼。

（4）指导患者自我按摩。告知其可在早晨醒来或晚上入睡前从右下腹开始用双手食指、中指和无名指相叠，沿肠道走向做顺时针按摩。

（5）给予药物治疗。必要时在医生指导下用药，同时注意药物对排便的影响。

二、社区老年人常见社会心理问题护理

（一）抑郁症

抑郁症是老年期最常见的心理疾病，临床表现为情绪低落、反应迟钝、感情淡漠、躯体不适、言行迟缓、依赖性强，甚至有自杀倾向。其护理措施如下：

（1）鼓励老年人建立良好的社交圈，培养广泛的兴趣爱好，积极参加各类有益身心健康的社会活动。

（2）鼓励家人及社会给予老年人充分的关心和照顾。

（3）针对老年人目前存在的健康问题，积极采用心理治疗或药物治疗。

（4）治疗已有的身体疾病，对不能治愈的疾病应设法减轻其带来的痛苦。

（二）离退休综合征

离退休综合征主要表现有抑郁、对未来生活感到悲观失望、容易急躁发脾气。其护理措施如下：

（1）鼓励老年人积极调整心态，接受事实，培养良好的兴趣爱好，找到精神寄托。

（2）鼓励老年人继续学习，不断提升自己。

（3）鼓励老年人扩大社交圈，排解寂寞。

（4）鼓励老年人规律生活，注意锻炼身体。

（5）鼓励老年人积极参加各种有益身心健康的社会活动，发挥余热，实现退休后的人生价值。

（三）老年期丧偶

经历老年期丧偶后，老年人的主要心理过程大致分为自责、怀念、恢复三个阶段。其护理措施如下：

（1）做好心理辅导，让老年人自己尽快从悲痛中解脱出来。

（2）设法转移注意力，让老年人多参与一些有益身心健康的社会活动，多接触外面的世界，精神上的痛苦也会随之消失。

（3）鼓励老年人勇敢地挑起社会和家庭的重担。

【小结】

人口老龄化是当今世界，尤其是发达国家面临的主要社会问题之一。社区是对老年人实施预防、保健、医疗、康复和健康教育的主要场所。本章节主要介绍老年人的生理、心理特点和相应的保健知识，使社区护士能针对社区老年人这个群体及其家庭的护理问题，进行有针对性的健康教育，提高社区老年人的自我护理能力以及他们家庭的自我护理能力。

【习题】

一、选择题

1. 老年人躯体健康的评估不包括（　　　）。

A. 健康史的采集

B. 身体评估

C. 功能状态的评估

D. 社会功能评估

2. 老年人跌倒的常见危险因素中属于外在因素的是（　　　）。

A. 生理因素

B. 疾病因素

C. 药物因素

D. 环境中的危险因素

3. 影响老年人食欲的因素不包括（　　　）。

A. 胃肠蠕动减慢

B. 口腔黏膜萎缩

C. 唾液分泌减少

D. 味蕾萎缩

4. 防治老年人便秘的措施不包括（　　　）。

A. 多食含膳食纤维的食物

B. 多食油脂食物

C. 多饮水

D. 有便意时随时排便

5. 对出现排尿困难的老年人首先采取的护理措施不包括（　　　）。

A. 下腹部热敷

B. 诱导排尿

C. 留置导尿管

D. 寻找病因

6. 下列不属于老年期特点的是（　　　）。

A. 胃肠蠕动减慢

B. 消化液、酶分泌减少

C. 身高和体重下降

D. 组织蛋白合成代谢占优势

二、简答题

1. 老年人常见的身心健康问题及相应的保健措施有哪些？

2. 老年人的健康特点有哪些？

3. 如何实现健康老龄化？

第八章　社区慢性病患者保健与指导

【教学目标】

掌握：

1. 高血压的概念、糖尿病的概念；

2. 社区慢性病的预防原则；

3. 社区常见慢性病患者的护理与管理；

4. 掌握躯体残疾者、精神障碍者的社区康复护理评估。

熟悉：

1. 慢性病的概念、慢性病的危险因素；

2. 社区慢性病患者管理的概念和步骤；

3. 躯体残疾者、精神障碍者的社区康复护理措施。

理解：

慢性病的流行病学特征。

【案例导入】

张先生，65岁，高血压病史10年，家族有高血压病史，吸烟35年，1包/天，喜食油腻食物。查体：身高175cm，体重80kg，心肺（-），心电图未见异常，其他项目待查。

请问：

1. 该患者的高血压的分级及分期如何？

2. 社区护士应该如何对张先生进行疾病管理和健康指导？

随着经济的不断发展和人口老龄化的加剧，疾病的发病特点不断变化，目前我国疾病谱中，慢性病的发病率日益上升，慢性病的防控形势也非常严峻，慢性病已成为危害我国人民健康、社会和经济可持续发展的严重公共卫生问题和社会问题。慢性病的不断蔓延，已经给我国带来沉重的经济负担，慢性病在疾病负担中所占的比重已达69%，远远超过传染病和其他疾病所造成的疾病负担。近10年来，我国慢性病死亡人口数占总死亡人口数的比例呈上升趋势。根据中国疾病预防控制中心的危险因素调查推算，我国超重人口超过3亿，肥胖人口超过1亿，心血管疾病患者超过2亿。慢性病患者占总人口数的20%以上，慢性病防控工作已刻不容缓。

第一节　概　　述

一、慢性病的概念与特点

（一）慢性病的概念

美国慢性病委员会给慢性病的定义：慢性病是使个体身体结构及功能出现病理改变，无法彻底治愈，需要长期治疗、护理及特殊康复训练的疾病。随着全球经济的发展和人们生活方式的转变、人口老龄化的加剧，慢性病已成为 21 世纪重要的公共卫生问题。

（二）慢性病的特点

（1）病因复杂、潜伏期与患病时间长。与急性传染病不同，慢性病是在多种致病因素的长期作用下，相互影响而逐渐形成的，常与遗传、生活习惯、环境和卫生服务等因素有关。

（2）在发病初期症状和体征不明显。慢性病病程一般较长，发病初期没有明显的自觉症状，当危险因素的侵害超过机体本身的耐受能力时，机体组织、器官被损害，进而产生疾病。

（3）医疗费用高。由于病程长、病因不明且复杂，慢性病的治疗难度较大，而且要持续长期的治疗，耗费极大的人力、物力和财力，往往会对家庭造成巨大的负担。

（4）目前尚缺乏有效的临床手段。慢性病的病因复杂、病程长，机体的疾病表现多样，目前没有有效的治疗手段。

（5）患病率和死亡率高。慢性病，尤其心脑血管疾病是目前我国发病率、致残率和死亡率非常高的疾病。我国每年有 300 万人死于心脑血管疾病，占全部死亡人口数的40％左右。近 5 年来心脑血管疾病死亡率仍呈明显上升趋势。

（6）具有可预防性。对于有家族史或其他易患某类慢性病的人群采取措施，如定期体检、戒除不良习惯、改善饮食结构、选择合理的生活方式等，可减少或延缓慢性病的发生与发展。

二、慢性病的分类

（一）根据疾病系统分类

（1）循环系统疾病：高血压、动脉粥样硬化、冠心病等。

（2）代谢性疾病：糖尿病、痛风、肥胖等。

（3）呼吸系统疾病：慢性支气管炎、肺气肿、COPD 等。

（4）消化系统疾病：慢性胃炎、胰腺炎、胆石症等。

（5）中枢系统疾病：阿尔茨海默病、精神分裂症、神经症等。

（二）根据发病急缓和严重程度分类

1. 致命性慢性病

（1）急发性：急性白血病、胰腺癌、肺癌、肝癌等。
（2）渐发性：获得性免疫缺陷综合征、骨髓梗死等。

2. 可能威胁生命的慢性病

（1）急发性：血友病、脑卒中、心肌梗死等。
（2）渐发性：肺气肿、慢性酒精中毒、阿尔茨海默病、糖尿病等。

3. 非致命性慢性病

（1）急发性：痛风、支气管哮喘、胆石症等。
（2）渐发性：帕金森病、风湿性关节炎、慢性支气管炎、高血压等。

三、慢性病的危险因素

慢性病的危险因素分为不可改变因素和可改变的行为因素两类。

（一）不可改变因素

（1）年龄。年龄越大，发生各种慢性病的概率越大。慢性病多发生在中老年，但其病变的积累往往从青少年开始。所以，慢性病的防治应该越早越好。

（2）性别。与绝经前女性相比，男性伴有更多的危险因素，患心血管疾病的可能性大而且发病年龄早。除少数妇科肿瘤外，多数肿瘤发病率也是男性高于女性。而女性绝经后，心血管疾病的发病风险迅速上升，并逐渐赶上同年龄段的男性。

（3）遗传。高血压、糖尿病、血脂异常、肥胖、冠心病、脑卒中和肿瘤均为多基因遗传病，即其遗传受多对基因控制，每个基因作用都很微弱，但有累加效应，致病基因越多，则患病的可能性越大。这类多基因遗传病同时还受环境因素的影响，遗传因素与环境因素作用的总和决定一个人是否易于患病，即易患性。这种易患性高到一定的程度（超过阈值）就会发病。

①遗传强弱判断。常见慢性病受遗传因素影响从大到小依次为：高血压、Ⅱ型糖尿病、冠心病、血脂异常、脑卒中、肥胖、肿瘤。如果父母患有某种慢性病，则孩子患该病的可能性高于没有遗传背景者。已发病患者间亲缘关系越密切、发病时间越早、病情越重、亲属中发病人数越多，该病的遗传性越强。

②家庭聚集性。生活在同一家庭的成员不仅有共同的遗传背景，还有共同的生活习惯和环境，慢性病的家庭聚集性并不一定来源于遗传。食盐摄入过多也可导致高血压。在一个食盐摄入过多的家庭，如果一家人血压都高，就不能草率下"家族遗传"的结论，而是需要首先减少食盐的摄入。

③反对宿命。根据慢性病发病的"阈值"理论，即便遗传因素很明显，如果严格控制环境和心理方面的不良影响，仍可以将其易患性控制在发病的阈值以下。越是具有遗传背景，就越是要加强对"可干预危险因素"的控制，只讲遗传、忽视可改变危险因素的干预的观点是完全错误的。80%以上的心脏病、脑卒中和糖尿病，40%以上的肿瘤都是可以预防的。

（二）可改变的行为因素

可改变的行为因素包括吸烟、不合理膳食、静坐生活方式、过量饮酒、超重、肥胖和不良社会心理因素等。

1. 吸烟

吸烟对身体的危害相当大，其对健康的危害不低于糖尿病和血脂异常。每年大概有600万吸烟者死于烟草的使用和暴露，包括直接吸烟者和二手烟暴露者。全球大约71%的肺癌、42%的慢性呼吸系统疾病、10%的心血管疾病归因于吸烟。

吸烟与多种癌症关系密切。尼古丁和一氧化碳可使血红蛋白的携氧能力下降，导致血管壁损害、斑块和血栓形成。吸烟还可通过降低 HDL-C 水平增加心脏病和脑卒中的发生风险。但戒烟后，风险水平可逐渐恢复到未吸烟时的水平。

2. 不合理膳食

全球14%的胃肠癌、11%的缺血性心脏病以及9%的脑卒中死亡原因中有一点即是蔬菜、水果的摄入不足。蔬菜、水果所含热量相对较低，但纤维素、维生素和矿物质的含量相对较高。低热量有助于控制体重，纤维素有助于预防胃肠道肿瘤，维生素和矿物质有助于维持机体正常生理功能和内环境稳定。蔬菜、水果中的钾、钙等离子对控制血压和稳定情绪也有重要的作用。发达国家和城市往往以高热量、高蛋白、高胆固醇、高脂、低纤维饮食为主，这也成为发达国家和城市人口心脑血管疾病高发的原因之一。

3. 静坐生活方式

随着生活条件的不断改变，很多人长期静坐，每年大约有300万人的死亡归因于活动不足，占慢性病死亡人数的8%。锻炼身体是能量消耗的主要决定因素，对能量平衡和体重控制至关重要。锻炼身体可预防心血管疾病和糖尿病等多种疾病。例如，运动锻炼可降低血压，提高 HDL-C 水平，改善血糖水平。另外，运动锻炼对提高综合体质、维持心理平衡有积极的作用，有效的运动方式是经常性、适当的有氧运动。

4. 过量饮酒

随着生活水平的不断提高，越来越多的人开始饮酒，饮酒所导致的各种疾病也伴随而来，逐渐成为社会公共卫生问题。据统计，过度饮酒造成的死亡人数占世界总死亡人数的3.8%，并且占全球疾病负担的4.5%。

5. 超重和肥胖

超重和肥胖可以引起很多疾病，如冠心病、高血压、脑卒中、糖尿病等。超重人群的高血压罹患率是正常人的 4 倍。同时，超重与癌症的罹患也有一定关系。

BMI＝体重（kg）/身高^2（m^2）。BMI≥24kg/m^2 即为超重，BMI≥28kg/m^2 为肥胖。（表 8-1）

表 8-1　BMI 分级（中国，成人）

级别	BMI（kg/m^2）
体重过低	<18.5
正常	18.5～23.9
超重	24.0～27.9
Ⅰ度肥胖	28.0～31.9
Ⅱ度肥胖	32.0～35.9
Ⅲ度肥胖	≥36

腰围也是判断中心性肥胖的指标，男性腰围大于 85cm，女性腰围大于 80cm 说明存在中心性肥胖。

能量摄入过多，身体活动较少是导致超重和肥胖的主要原因。由于超重基数大，预计今后肥胖患病率将会有较大幅度增长，呈明显上升趋势。

6. 不良社会心理因素

不良社会心理因素会引起神经系统、内分泌系统功能失调，可能引起高血压、心脑血管疾病的发生。

四、慢性病发生的三个阶段

（1）第一个阶段：单纯不健康生活方式和心理阶段。处于此阶段的人尚未患有任何慢性病，但如果不注意改变不良生活习惯，不注意调整心理，机体会逐渐出现生物学指标的异常，甚至器质性病变。

（2）第二个阶段：生物学指标异常阶段。此时血压、血糖、血脂、体重等生物学指标开始出现异常，但此时通过行为改变、心理调节和药物治疗，仍可将这些生物学指标控制在正常水平，可有效防止慢性病的发生。

（3）第三个阶段：慢性病阶段。

五、慢性病对个人、家庭和社会的影响

（一）慢性病对个人的影响

慢性病使患者抵抗力降低，容易发生感染及并发症，可能出现营养不良。慢性病可

影响排泄功能，出现便秘、尿失禁、尿潴留等问题，也可能由于排泄原因而引起压疮，也可能导致运动不便，进而引起关节挛缩变形、骨质疏松、肌肉废用性萎缩，也会影响患者的自理能力。以上生理困难最终会给患者带来心理上的压力，使患者出现忧郁感和无力感等不良情绪。各种不良影响可能会使患者产生负面情绪而不愿意和外界接触，性格变得孤僻，某些患者甚至会产生厌世的心理。

（二）慢性病对家庭的影响

在家庭方面，由于慢性病给家庭带来的压力，家庭成员会经历一个悲伤的过程。由于患者的照顾及经济等方面的问题，家庭成员会对患病的亲人产生内疚、焦虑不安、否认、退缩、愤怒等心理反应。所以，慢性病患者家庭成员需要逐渐调整角色并逐渐适应。

（三）慢性病对社会的影响

慢性病不仅给家庭带来了经济压力，影响家庭的收入和支出，同时也加重了社会的负担。慢性病患者对社会医疗保健制度的完善和社会互助制度等福利保障体系的需求更为迫切。

六、慢性病的管理预防与社区护理干预

（一）慢性病的管理原则

根据 1998 年发表的《WHO 慢性非传染性疾病行动框架》，任何国家和地区在制定和选择慢性病的防治策略时，应考虑以下原则。

（1）慢性病的管理强调在社区及家庭水平上减少最常见慢性病的共同危险因素，进行生命全程预防。

（2）三级预防并重，采取以健康教育、健康促进为主要手段的综合措施，把慢性病作为一类疾病来进行共同防治。

（3）全人群策略和高危人群策略并重。

（4）传统模式和新型保健模式并重。

（5）加强社区慢性病防治的行动。

（6）建立以政策和环境改变为主要策略的综合性社区行为危险因素干扰项目。

（二）社区慢性病的三级预防

慢性病病程长、起病隐匿，可针对其发生发展的过程对疾病进行相应的管理和采取预防措施，主要为三点。

（1）一级预防：开展形式多样的健康教育活动；创建无烟家庭、无烟学校，设立世界精神病日、世界爱牙日等；针对高危人群进行运动、饮食、心理方面的健康指导和行为干预；实施慢性病监测制度，定期对社区居民进行健康状况的监测。

（2）二级预防：定期对慢性病高危人群进行疾病筛查；为居民提供及时、方便的咨询、医疗及转诊服务。

（3）三级预防：提倡慢性病患者的自我管理；建立社区卫生服务中心与医院之间的双向转诊制度；使患者在急性期能得到有效、规范的治疗；病情稳定后通过社区实施合理的治疗方案，获得经济、方便、持续、有效、规范的治疗；对于晚期患者，给予规范的康复指导、医疗照顾和临终关怀。

（三）慢性病的社区护理干预

1. 干预类别

社区护理干预类别：（1）疾病治疗，如高血压的治疗；（2）生理干预，如电解质紊乱的调节；（3）心理干预，如帮助减轻压力；（4）预防性干预，如防止晕倒；（5）健康促进，如运动指导恢复锻炼。社区护理干预包括了患者的生理、心理、行为、安全、家庭健康、社区健康及健康系统 7 个方面。

2. 干预内容

社区护理干预分为 5 方面：（1）社区健康评估和监测（包括对疾病的监督、调查研究、确定服务内容、进行疾病监测）；（2）实施护理（做好患者的转诊和随访工作、做好患者的个案管理工作）；（3）教育、支持（做好患者的健康教育、咨询工作，以及适时进行有效的激励）；（4）社区发展（建立合作和联盟工作模式）；（5）政策行为（根据社区慢性病情况制定适宜的政策）。

【知识拓展】

"知己"健康管理

"知己"健康管理是中国医师协会等机构在借鉴美国健康管理成熟经验的基础上，组织国内有关专家和资源，通过近 10 年实践逐渐形成的一个新的医学模式。"知己"健康管理采用三级预防并举的措施，对糖尿病、高血压等慢性病患者及其高危群体存在的健康危险因素进行全面管理，通过量化饮食和运动等非药物干预手段，帮助他们建立新的健康生活方式，从而达到降低血糖、血压、体重、血脂等指标，实现控制疾病及其并发症的发生和发展，改善健康，减少医疗费用，提高生活质量的目标。

第二节　社区常见慢性病及患者的护理与管理

一、高血压

（一）高血压的概念

高血压是一类以体循环动脉压增高为主要表现的临床综合征，是常见的心血管疾病。动脉压的持续升高可导致靶器官受损，如心、肾、脑和血管的损害，并伴全身代谢改变。目前，我国采用国际上统一的诊断标准，收缩压≥140mmHg 和（或）舒张压≥90mmHg即诊断为高血压。高血压根据病因不同可分为原发性高血压和继发性高血压两大类，其中 90％以上的患者属于原发性高血压，平日说的高血压一般指原发性高血压。

我国 18 岁及以上居民高血压患病率为 18.8％，估计全国患病人数有 1.6 亿多，目前农村患病率上升迅速，城乡差距已不明显。高血压检出率为 30.2％，治疗率为 24.7％，控制率仅为 6.1％，处于较差水平。每年约有 1.5 亿高血压患者面临发生脑卒中的危险，因为心肌梗死、脑卒中等猝死的有 260 多万人。

（二）高血压的流行病学特点和临床特征

1. 高血压的流行病学特点

（1）患病率与年龄成正比。
（2）女性更年期前患病率较男性低，更年期后增高。
（3）有地理分布差异，北方多于南方。
（4）有季节差异，冬季高于夏季。
（5）与饮食习惯有关，高盐、高脂饮食者和酗酒者患病率高。
（6）与经济文化水平呈正相关。经济发达地区的人均血压水平高。
（7）有一定遗传基础，家族史明显。
（8）"三高"（患病率高、死亡率高、致残率高），"三低"（知晓率低、服药率低、控制率低）。
（9）与肥胖程度和精神压力呈正相关，与体力活动水平呈负相关。

2. 高血压的临床特征

起病缓慢，早期多无症状，一般可有头晕、头痛、头胀、项强、耳鸣、视物模糊、心悸、失眠等症状，多于精神紧张、情绪波动或劳累后出现。早期除血压升高外，体征或实验室检查可无明显的异常；后期则因并发心、脑、肾不同程度的损害而有相应的表现。

（三）高血压的危险因素

高血压的危险因素中，除遗传、年龄、性别是不可改变因素外，绝大多数是可改变因素，如超重、高盐高脂饮食、酗酒、缺少体力活动、吸烟和精神应激等。

（四）高血压的诊断分级和危险分层

1. 高血压的诊断分级

《中国高血压防治指南（2018 年修订版）》基本采用 WHO 诊断高血压的标准：血

压值一般取静息状态下，坐位时上臂肱动脉血压的测量值。首次发现高血压的患者，应在未服用药物的情况下，在不同时间点多次测量血压，非同日 3 次测量收缩压≥140mmHg和（或）舒张压≥90mmHg，可诊断为高血压。根据血压水平，可将高血压进一步分为 1 级、2 级、3 级，将收缩压≥140mmHg 而舒张压<90mmHg 的诊断为单纯收缩期高血压。（表 8-2）

表 8-2 血压的分级

类别	收缩压（mmHg）	舒张压（mmHg）
正常血压	<120（和）	<80
正常高值	120~139（和/或）	80~89
高血压	≥140（和/或）	≥90
1 级高血压（轻度）	140~159（和/或）	90~99
2 级高血压（中度）	160~170（和/或）	100~109
3 级高血压（重度）	≥180（和/或）	≥110
单纯收缩期高血压	≥140（和）	<90

注：若收缩压与舒张压分属不同级别，则以较高的分级为准。

2. 高血压的危险分层

根据高血压患者的血压分级，结合危险因素、靶器官损害以及临床状况等影响预后的因素，可将高血压的危险分为低危、中危、高危和极高危 4 层。（表 8-3）

表 8-3 高血压的危险分层

	1 级高血压	2 级高血压	3 级高血压
无其他危险因素	低危	中危	高危
1~2 个危险因素	中危	中危	极高危
≥3 个危险因素或糖尿病或靶器官损害	高危	高危	极高危
有并发症	极高危	极高危	极高危

（五）高血压的社区管理与防治原则

1. 健康人群保健管理

（1）建立家庭健康档案和群体体检资料库。

（2）从儿童时期培养良好的生活方式，合理膳食、不吸烟、坚持运动，防止肥胖及高血脂。

（3）加强对社区人群的健康教育，使其认识到原发性高血压的危险因素。

（4）针对危险因素实施干预措施，使人群积极主动采取有效的预防措施。

（5）通过过程评价和结果评价等，评估健康教育的成效。

（6）以健康教育的评价结果为依据，不断改进健康教育方法与手段，提高人群自我保健能力。

2. 高危人群管理

（1）认真筛查，及时发现高危人群，并进行登记。

（2）对血压异常但又不能诊断为高血压的个案，应定期进行血压检测。

（3）分析高危人群的危险因素，协助其制订干预方案，并评价实施的效果。

（4）对高危人群进行健康教育，提高他们的自我保健能力。

3. 患者管理

（1）高血压危险因素调查，对社区内患者的情况进行调查。（图 8-1）

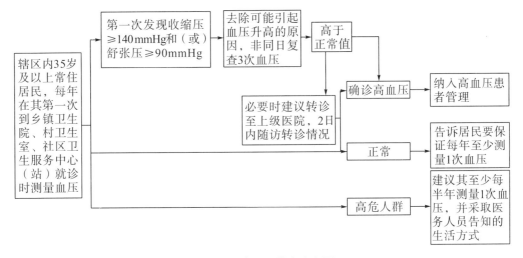

图 8-1　高血压筛查流程图

（2）对高血压患者进行健康教育。

（3）对高血压患者进行随访管理。

①指导高血压患者做好服药与血压波动记录，加强其自我管理。

②定期随访高危、中危及低危高血压患者，并将随访情况及时录入系统。

③定时、定点为患者免费测量血压，对未到指定场所测量血压者，要上门随访测量血压。

④成立高血压病友俱乐部，鼓励高危与极高危的高血压患者参加，对其进行高血压自我管理教育。

⑤注意监测患者的高血压相关事件，评估其管理效果。

4. 高血压的治疗目标、原则和策略

（1）高血压的治疗目标。

①血压恢复至 140/90mmHg 以下。

②糖尿病患者血压应降低至 120/85mmHg。

③老年人收缩压降至 150mmHg，或至正常高值即可。

（2）高血压的治疗原则。

①终身性：应当对患者进行终身治疗，并随病情进展不断调整治疗方案。

②个体化：应结合患者的临床情况、危险程度、日常工作和生活条件，制订具体、全面的个体化治疗方案，监测患者的血压和各种危险因素，防止与降低高血压相关疾病的发生，提高患者的生活质量。

③综合性：应采取综合治疗措施，包括饮食控制、运动、戒烟等，非药物治疗和药物治疗相结合。所有患者都应以非药物治疗为基础治疗。

药物治疗原则如下：

a. 采用较小的有效剂量以获得可能有的疗效，并且使不良反应最小，如不满足疗效，可逐步增加剂量以获得最佳疗效。

b. 了防止靶器官损害，血压稳定于目标范围内，最好选用一天给药一次、有持续 24 小时作用的药物。

c. 对低剂量单药疗效不满意的，可以采用两种或多种降压药物联合治疗。

（3）不同高血压危险层患者的治疗策略。

①高危及极高危，无论患者经济条件如何，必须立即开始对高血压及并存的危险因素进行药物治疗。

②中危，先观察患者的血压及其他危险因素数周，进一步了解情况，然后决定是否开始药物治疗。

③低危，观察患者相当一段时间，然后决定是否开始药物治疗。

（六）高血压患者的护理

1. 生活方式指导

（1）合理安排休息和活动，劳逸结合，避免过度劳累，每日保持 7～9 小时的睡眠，避免突然改变体位，沐浴时水温不宜过高。

（2）平衡饮食，优化饮食结构，避免过饱，控制每日食盐摄入不超过 5g，多吃新鲜蔬菜、水果。

（3）戒烟、限酒。

2. 心理护理

指导患者保持良好的心态，避免激动、烦躁、焦虑等，鼓励患者参与社交活动。

3. 用药护理

社区护士通过健康教育，指导患者遵医嘱用药，不随意增减剂量或更换药物，更不能随意停药。用药期间定期测量血压，观察药物的疗效和不良反应。

4. 高血压急症的护理

（1）绝对卧床休息，取半卧位或抬高床头 30°。
（2）观察生命体征。
（3）保持呼吸道通畅，吸氧 4～5L/min。
（4）及时就医。

【知识拓展】

世界高血压日

高血压不仅危害个人健康，也对社会产生重大的影响。

20 世纪 70 年代以来，各国和地区非常重视高血压的防治工作，其中一项成果就是建立了世界高血压联盟这一组织。世界高血压联盟的主要任务就是教育与宣传，教育全民包括患者和医务人员要有一个科学的、合理的生活方式，预防高血压的发生；宣传治疗高血压的重要性等。

世界高血压联盟决定从 2005 年起将每年的 5 月第二个星期六设立为世界高血压日。我国在 1989 年 5 月 12 日正式成为世界高血压联盟的盟员，也成立了相应的中国高血压联盟。

二、糖尿病

（一）糖尿病的概念

糖尿病是一种由于体内胰岛素绝对或相对缺乏而引起的葡萄糖、蛋白质、脂肪代谢紊乱的一种综合征。临床以"三多一少"为典型症状。

糖尿病是一种多病因的代谢疾病，特点是慢性高血糖，伴随因胰岛素分泌不足或作用缺陷引起的葡萄糖、脂肪和蛋白质代谢紊乱，可导致眼、肾、神经、血管和心脏等组织、器官产生慢性并发症，以致最终发生失明、下肢坏疽、尿毒症、脑卒中或心肌梗死，甚至危及生命。

（二）糖尿病的病因及危险因素

1. 糖尿病的病因

糖尿病的病因和发病机制尚未完全明了。目前公认糖尿病不是由单一病因所致的疾病，而是复合病因的综合征，与遗传、自身免疫和环境等因素有关。

2. 糖尿病的危险因素

糖尿病的危险因素分为可控制和不可控制两大类。

（1）可控制的危险因素：包括超重、吸烟、缺乏体力活动、高血压和高血脂。超重是Ⅱ型糖尿病的一个主要危险因素，吸烟会使血糖难以控制，缺乏体力活动会导致超重、高血压和高血脂，而高血压、高血脂又与胰岛素抵抗有关。

（2）不可控制的危险因素：包括遗传、年龄、有妊娠糖尿病史等。与糖尿病患者有血缘关系者，患糖尿病的概率是正常人3~5倍；女性有妊娠糖尿病史或分娩过巨大儿者，更容易患糖尿病。

（三）糖尿病的临床表现与体征

糖尿病多数起病缓慢，逐渐进展。Ⅰ型糖尿病患者的典型症状包括多饮、多尿、多食和体重减轻，即"三多一少"。Ⅱ型糖尿病患者上述的各种症状可能不明显，容易被忽略。糖尿病患者还会有一些不典型的症状，如经常感到疲乏、视力下降、皮肤瘙痒、手足麻木、伤口愈合缓慢、经常或者反复发生感染、容易饥饿等。

（四）糖尿病的诊断标准

一天中任意时间血糖水平≥11.1mmol/L；或空腹血糖水平（FPG）≥7.0mmol/L（空腹指8~10小时内无任何热量摄入）；或口服葡萄糖耐量试验（OGTT）中2小时葡萄糖水平（2hPG）≥11.1mmol/L，均可以确诊为糖尿病。

（五）糖尿病的社区管理

1. 健康人群保健管理

针对健康人群，以一级预防为主，目的是降低糖尿病的发病率。主要通过健康教育宣传糖尿病知识，提高人群对糖尿病及其危害的认识，加强人群自我保健能力，并提倡健康的生活方式，如合理健康的膳食、适当的体育活动、控制体重、保持良好健康的情绪、避免精神紧张、注意个人卫生、预防各种感染、定期体检等。健康人群应当了解糖尿病的起病情况及糖尿病的发病先兆，如小便频密及尿量增多；容易口渴；容易疲倦；食量增大；体重下降；女性阴部容易受念珠菌感染，引发阴部瘙痒；视网膜血管病变，导致视物模糊；足部麻痹、刺痛或无力；伤口容易发炎，且经久不愈等。

2. 高危人群管理

社区内具有家族遗传史、不良生活习惯、肥胖、病毒感染、多次妊娠、精神压力大等危险因素的人群，被视为高危人群。针对高危人群，以一级预防和二级预防为主，一旦发现血糖异常，应及早进行干预。主要措施有：第一，开展糖尿病健康教育，强调管理体重，防止能量摄入过多，避免肥胖，鼓励体育活动，宣传情绪和心理状态与糖尿病的关系以及糖尿病的各种危险因素等，使人们认识到糖尿病是终身疾病，难以治愈，预

防的效果大于治疗；第二，通过体检和筛查，发现早期轻型糖尿病患者，并及时给予
干预。

3. 患者管理

针对已确诊的糖尿病患者，管理重点放在三级预防，应重视社会支持、家庭支持在
糖尿病社区管理的作用，发掘、利用社区人力资源服务于患者，如医护人员、社会工作
者或义工、患者的家属等。教育患者认识糖尿病的危害及并发症，鼓励患者参与健康管
理，学会自我监测、自我护理技能，以减轻症状、预防并发症；加强患者的责任感，使
其主动、积极配合管理，以控制病情、治疗并发症、提高生活质量。

（六）糖尿病患者的护理

糖尿病现代综合治疗的五个要点，即饮食、运动、药物、血糖监测和健康教育，总
称为糖尿病治疗的"五架马车"。

（1）饮食：严格按照饮食治疗原则，指导患者掌握食物类型的选择、能量计算方法
和食品换算的应用，三餐按照 1：2：2 或 1：1：1 比例进食。控制总能量摄入，注意营
养均衡，多吃高纤维食物，如蔬菜、水果、未经精制的全麦面包、糙米等。不要暴饮暴
食，避免肥胖。限制糖、酒、盐的摄入量。减少摄入高脂肪、高胆固醇的食物。

（2）运动：运动项目以有氧运动为宜，强度不宜过大，如散步、太极等；运动应在
医生指导下进行，结合兴趣、病情、体力、并发症进行合理安排；每周 3~5 次，每次
15~30 分钟；运动中心率应不超过靶心率或 70%~80% 最大心率，如超过靶心率应该
减缓运动或停止运动；运动时间应在早餐或者晚餐后半小时到 1 小时。运动前后要加强
血糖监测，运动量过大时应该随身携带含糖饮料或食物，以免发生低血糖。

（3）药物：指导患者掌握所用药物的作用、剂量和使用方法；教会患者使用胰岛
素；观察使用胰岛素后的不良反应；胰岛素应于 2℃~8℃ 冷藏，避免阳光直射，开封
的胰岛素使用不超过 30 天。

（4）血糖监测：血糖的自我监测对于糖尿病患者至关重要，其注意事项：①注射胰
岛素患者应每日至少监测 1~4 次；②Ⅰ型糖尿病患者每日至少监测 3~4 次；③病情严
重或者剧烈运动后应增加监测次数。血糖高于 20mmol/L 时应同时测定血酮和尿酮，监
测时间为三餐前、餐后 2 小时、睡前；如有空腹高血糖，应监测夜间血糖；血糖控制较
好或者病情稳定的患者可每周监测一天或者两天；血糖控制不好或者病情不稳定的患者
应每日监测，直到血糖控制稳定。

（5）健康教育：健康教育方法可以为社区讲座、小组讨论、家庭访视、咨询答疑、
经验交流等。要求患者必须做好自我行为记录，在交流时及时发现问题并予以解决。

糖尿病患者社区管理服务流程见图 8-2。

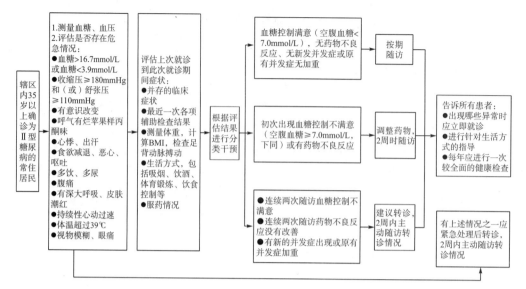

图 8-2 糖尿病患者社区管理服务流程图

第三节 社区恶性肿瘤及患者的护理与管理

一、恶性肿瘤概述

肿瘤是机体的正常细胞在某些不良因素（内外致癌因素）的长期作用下，出现过度增殖与异常分化所形成的新生物，可分为良性肿瘤和恶性肿瘤两大类。

恶性肿瘤发病率有明显的地域特征，由高到低依次为东部、中部、西部。调整人口结构后地域间发病率的差异缩小，但趋势并未改变。各地域中男性发病率均高于女性。

各种肿瘤按发病例数排位，肺癌位居全国发病首位，每年发病约 78.1 万例，其后依次为胃癌、结直肠癌、肝癌和乳腺癌。

二、恶性肿瘤病因及诱因

（一）病因

1. 外部因素

（1）化学因素：亚硝胺类、黄曲霉素、氮芥、联苯胺、多环芳香烃类、氯乙烯、石棉、烷化剂等。

（2）物理因素：电离辐射、紫外线等。

（3）生物因素：病毒等（如 EB 病毒、人乳头瘤病毒、乙型肝炎病毒）。

2. 内部因素

（1）遗传因素：遗传性癌前病变（如家族性结肠腺瘤病、着色性干皮病、毛细血管扩张共济失调等）。

（2）内分泌因素、免疫因素、心理因素、年龄因素。

（二）诱因

1. 行为及生活方式

（1）吸烟。

（2）饮酒。

（3）饮食：亚硝胺、黄曲霉素、营养缺乏或过剩。

2. 生物、理化因素

（1）环境化学物：苯并（α）芘。

（2）电离辐射。

（3）药物因素：烷化剂、环磷酰胺、免疫抑制剂等。

（4）病毒：乙型肝炎病毒、EB 病毒、疱疹病毒等。

3. 社会心理因素

（1）独特的感情生活史：家庭不幸、工作学习紧张过度、人际关系不协调等。

（2）巨大的精神冲击。

（3）个体性格特征：C 型性格。

（4）职业因素。

三、恶性肿瘤临床表现

（一）肿块

浅部肿瘤常以局部无痛性肿块为首要表现；深部肿瘤表面症状不明显，可以出现周围组织、器官及空腔脏器的压迫和梗阻现象。

（二）疼痛

恶性肿瘤早期一般不痛，不易被发现。肿块增大时，可使脏器包膜张力增大而产生疼痛；肿瘤压迫或侵犯周围神经干时可产生剧烈疼痛。

（三）溃疡

恶性肿瘤可因生长过快、供血不足等，表面组织发生坏死，形成溃疡，并产生病理性分泌物或排泄物。

（四）出血

体表或与体外相通的肿瘤破溃或侵及血管时会有出血。

（五）转移症状

恶行肿瘤经淋巴转移可出现淋巴结肿大、变硬，晚期会发生粘连、固定，经血管转移会有相应的临床表现。

（六）全身症状

恶性肿瘤晚期会出现贫血、低热、消瘦、乏力等恶病质表现。

四、恶性肿瘤的社区预防与患者的护理

（一）预防

1. 第一级预防

养成良好生活习惯，合理膳食，戒烟，限酒，增加体力活动；合理使用医药用品；加强劳动保护、环境保护和食品卫生等。

2. 第二级预防

无症状人群的早期筛查；有症状人群的监测；警惕癌症的早期危险信号。
以下为癌症出现的危险信号：
（1）身体浅表部位出现经久不消或逐渐增大的肿块。
（2）体表黑痣和疣等在短期内色泽加深或变浅、迅速增大、脱毛、瘙痒、渗液、溃烂等。
（3）吞咽食物有哽咽感、胸骨后闷胀不适、疼痛、食管内异物感。
（4）皮肤或黏膜有经久不愈的溃疡、出血和结痂等。
（5）持续性消化不良和食欲减退。
（6）便秘、腹泻交替出现，大便变形、带血或有黏液。
（7）持久性声音嘶哑、干咳、痰中带血、耳鸣。
（8）鼻出血、鼻咽分泌物带血和头痛。
（9）月经期外或绝经后，阴道不规则出血。
（10）无痛性血尿，排尿不畅。
（11）不明原因的发热、乏力、进行性体重减轻等。

3. 第三级预防

（1）规范化诊治方案，康复指导：了解患者放化疗的方案、常见不良反应及出现时间。注意监测白细胞计数、血小板计数；对有呕吐、腹泻的患者要防止其脱水和电解质

紊乱；对有口腔溃疡的患者督促其保持口腔清洁，防止感染；同时教会患者及家属观察放化疗的不良反应，并掌握应对措施。

（2）生理、心理、营养和锻炼指导：加强护患沟通，建立良好的护患关系，解释手术、放疗、化疗的重要性、目的、意义、注意事项、可能出现的不良反应及有效的应对方法；介绍治疗成功的病例，帮助患者树立信心，使其积极配合治疗。

（二）恶性肿瘤患者的护理

（1）恶性肿瘤患者往往会经历以下几个时期。

①震惊否认期：鼓励家属给予患者情感上的支持，生活上的关心。

②愤怒期：尽量让患者表达想法，宣泄情感。

③磋商期：维护患者自尊，满足其需要，并积极引导，减轻其压力。

④抑郁期：给予患者更多关爱和抚慰，帮助其树立信心，同时加强防范措施。

⑤接受期：尊重患者意愿，满足其需求，提高其生活质量。

（2）营养方面：多摄入高热量、高蛋白、富含维生素、易消化的食物；避免粗糙、辛辣食物；忌油腻、少量多餐、多饮水、多吃新鲜蔬菜水果；对咀嚼、吞咽困难者给予流质饮食；对不能经口进食者，给予静脉补液，必要时给予肠内、肠外营养支持。

（3）姑息镇痛疗法：为患者创造安静、舒适的环境；鼓励患者适当参与娱乐活动；遵医嘱及时给予患者镇痛治疗。

（4）临终关怀，提高生命质量：指导患者家属尽可能帮助患者完成心愿，使其临终前感到人生无憾，使患者有尊严地离开人间。

【知识拓展】

三阶梯镇痛方案

第一阶梯：轻度癌痛，能正常生活，睡眠基本不受干扰。可使用非甾体类抗炎镇痛药，如阿司匹林、对乙酰氨基酚、双氯芬酸二乙胺（扶他林）等。

第二阶梯：中度癌痛、持续性疼痛，睡眠已受到干扰，食欲有所减退。可使用的镇痛药物有可待因、布桂嗪等，晚间可服用镇定药和催眠药。

第三阶梯：重度或难以忍受的疼痛，睡眠和饮食受到严重干扰。可使用强效阿片类镇痛药，如吗啡、哌替啶等。

第四节　社区常见躯体残疾者的护理

理想的环境有利于躯体残疾者康复，社区护士应重视环境的创造和选择，了解康复环境的要求和设施，为躯体残疾者提供良好的康复环境和活动场所，促进康复目标实现。

一、日常生活活动能力训练

社区护士需要对躯体残疾者进行日常生活活动能力（ADL）训练。

（一）进食训练

（1）体位变化训练。根据具体情况，选择不同的方法训练从仰卧位变为坐位，如利用健侧手和肘坐起，或由他人帮助或用辅助设备坐起，然后训练维持坐位平衡，可先训练靠背支撑平衡，然后再训练无靠背的平衡。

（2）抓握餐具训练。开始先训练抓握木条或橡皮柄，然后再用匙、筷子、刀叉等。丧失抓握能力者、协调性差或关节活动范围受限者常无法使用普通餐具，需将餐具加以改造，如将碗、碟固定在桌子上，使用特制长柄匙、刀、叉等。

（3）咀嚼和吞咽训练。有吞咽障碍的患者须先做吞咽动作的训练，然后再进行进食训练，要先用流质类或半固体类的食物，如糊状食物、稀粥等，逐步从流质、半流质到固体食物，每次量不宜过多，并尽量放在舌后部，进食速度要慢，喝水时可用吸管。对于偏瘫者，食物应送到健侧。

（二）更衣训练

更衣训练必须在掌握坐位平衡后才能进行。

（1）穿/脱前开襟上衣。①穿衣：患侧手先伸入袖内，将衣领拉到肩上，健侧手转到身后将另一侧衣袖拉到健侧，健侧手伸入袖内，整理上衣，系好扣子。②脱衣：与穿衣相反。

（2）穿/脱套头上衣。①穿衣：患侧手穿好袖子，拉到肘部以上，穿健侧的袖子，用健侧手将套头衫背面上举，举过头顶套头。②脱衣：健侧手将衣身拉至胸部以上，用健侧手从背部拉住衣服，从头脱出，脱健侧手，脱患侧手。

（3）穿/脱裤子。①穿裤子：患侧腿屈膝、屈髋放在健侧腿上，健侧手穿患侧裤腿，放下患侧腿，穿健侧裤腿，向上拉起裤子至腰部。②脱裤子：患者站立，松腰带，裤子落下，坐下抽出健侧腿，抽出患侧腿。

（4）穿/脱袜子和鞋。①穿袜子和鞋：将患侧腿置于健侧腿上，健侧手为患侧足穿袜子或鞋，放下患侧腿，全脚掌着地，重心转移至患侧，健侧下肢放在患侧下肢上，穿好健侧的袜子或鞋。②脱袜子和鞋：顺序与穿袜子和鞋相反。

（三）个人卫生训练

（1）洗脸、洗手：①坐在洗脸池前，健侧手打开水龙头。②洗健侧手臂时，将毛巾固定在水池边缘，健侧手在毛巾上面擦洗。③将毛巾绕在水龙头上或绕在患侧前臂上，用健侧手把毛巾拧干，再擦去脸上、手上的残水。

（2）刷牙、漱口：①坐在洗脸池前，健侧手打开水龙头，将漱口杯接满水后关上水龙头，漱口杯放旁备用。②将牙刷放在湿毛巾上或防滑垫上。③健侧手挤牙膏，刷牙。④放下牙刷并拿起漱口杯漱口。⑤刷牙结束后，打开水龙头冲洗牙刷、牙膏外皮，并将用物放回原处。

（3）梳头、剃须：

梳头的步骤如下：①安全坐稳。②自己调整好镜子角度并拿起梳子，鼓励使用患侧手来梳头，可选用加粗或加长梳柄的梳子。③梳头顺序为先前面、再后面，先患侧、再健侧。

剃须的步骤如下：①尽量靠近镜子，采用坐位，调整好镜子角度。②固定剃刀，用健侧手去掉剃刀盖子、拿起剃刀、打开电源、剃掉胡须。③顺序一般为先患侧、后健侧。④剃净后，关闭剃刀电源，固定剃刀位置，盖好盖子并放回原处。

（4）洗澡：洗澡时浴室地面及浴缸内应铺浴巾，以防滑倒。出入浴室时应穿防滑拖鞋。调节浴室温度在24℃左右，洗澡水温一般为38℃～42℃。

（四）拐杖行走训练

拐杖行走训练是利用假肢者或瘫痪者恢复行走能力的重要锻炼方法。双拐行走训练步骤：背靠墙站立，将双拐置于足趾前外侧15～20cm，屈肘20°～30°，双肩下沉，将上肢的力量落在拐杖的横把上，将重心移至一侧拐杖或墙壁，提起另一侧拐杖，置于前方，将身体重心置于双拐上，用腰部力量摆动向前。单拐行走步骤：健侧臂持杖，拐杖与患侧下肢同时向前，健侧下肢和另一手臂摆动向前，或健侧臂前移，移患侧腿，移健侧腿。反之亦可，患者可自行选择。

（五）床上体位转换训练

1.床上翻身

（1）从仰卧位向患侧翻身：双手十指交叉，患侧手拇指压在健侧手拇指上方，双上肢伸直举向上方，健侧腿插入患侧腿下方，在健侧上肢帮助下双上肢向左、右两侧摆动，利用躯干的旋转和上肢摆动的惯性向患侧翻身，健侧腿蹬床，并勾住患侧腿顺势翻向患侧。

（2）从仰卧位向健侧翻身：屈肘，健侧手前臂托住患肘，健侧腿插入患侧腿下方，旋转身体，同时以健侧腿带动患侧腿、健侧肘带动患侧肘翻向健侧。

（3）协助翻身：仰卧，双手交叉于胸前上举或放于腹部，双膝屈曲，双足支撑床面，协助者站在病床一侧，将患者双下肢、肩部和臀部移向床沿，一手放于患者肩部，一手放于患者髋部，轻推患者转向对侧。

2.床上移动

（1）独立横向移动：仰卧，健侧手将患侧手固定在胸前，健侧腿插入患侧腿下方，健侧下肢将患侧下肢抬起向一侧移动，健侧足和肩支起臀部，将臀部移向同侧，肩、头向同一方向移动。

（2）协助移向床头：①一人协助移向床头：床头摇平，将枕头横立于床头，患者仰卧、屈膝，双足支撑于床面上，一手或双手拉住床头栏杆，协助者一手稳住患者双脚，一手在其臀部提供助力，使其上移。②两人协助移向床头：两人分别站在床的两侧，交叉托住患者颈、肩及腰臀部，两人同时用力，动作协调一致将患者抬起，移向床头；也可两人同侧，一人托住颈、肩及腰部，另一人托住臀部及腘窝，同时抬起患者移向床头。

3. 卧位到床边坐起

（1）独立从健侧坐起：健侧卧位，健侧腿插入患侧腿下方，用健侧腿将患侧腿移到床沿下，用健侧前臂支撑身体，头、颈和躯干向上方侧屈，躯干直立、坐直。

（2）独立从患侧坐起：患侧卧位，健侧腿插入患侧腿下方，用健侧腿将患侧腿移到床沿下，用健侧手将患侧手臂置于胸前，提供支撑点，头、颈和躯干向上方侧屈，起身、坐直。

（3）协助坐起：患者侧卧位，两膝屈曲，护士协助患者双腿放于床边，护士一手托着患者腋下或肩部，另一手按着其骨盆或两膝后方，指导患者向上侧屈头部，护士抬起患者肩部，以骨盆为枢纽转移成坐位。

4. 坐位到站立位

（1）独立站起：坐于床边，患侧手拇指压在健侧手拇指上方，双臂前伸，双足分开与肩同宽，两足跟落后于两膝（患侧足稍后，以利于负重及防止健侧代偿），躯干前倾，重心前移，使患侧下肢充分负重，臀部离开床面，双膝前移，双腿同时用力慢慢站起（立位时双腿同等负重）。

（2）协助站起：患者坐位，两脚平放于地（患侧足稍偏后），协助者面向患者站于患侧，一手放在患侧膝上（重心转移时帮助患者伸髋、伸膝），另一手放在对侧臀部或抓住患者腰带（帮助抬起身体），患者患侧手拇指压在健侧手拇指上方，躯干充分前倾，膝关节尽量屈曲，重心向前移，患者伸髋、伸膝，抬臀离开床面挺胸、直立（双下肢应对称负重，协助者可用膝盖顶住患者膝盖以防"打软"）。

（六）轮椅训练

训练方法包括床、轮椅之间的转移，轮椅、便器之间的转移。

1. 床、轮椅之间的转移

（1）从床至轮椅。坐于床沿，双足平放于地面，轮椅置于健侧（与床呈30°～45°角，轮椅面向床尾，制动，卸下近床侧扶手，抬起近床侧脚踏板），健侧手支撑于轮椅远侧扶手，患侧手支撑于床上，患侧足位于健侧足稍后方，向前倾斜躯干，健侧手用力支撑，抬起臀部，站稳后以双足为支点旋转身体直至背部正对轮椅，确认双腿后侧贴近轮椅，正对轮椅坐下。

（2）从轮椅到床。驱动轮椅将健侧靠近床边（轮椅朝向床头，制动），用健侧手提起患侧足，抬起脚踏板，躯干向前倾并向下撑，移至轮椅前缘，双足下垂（健侧足略后于患侧足），健侧手抓住床扶手，身体前移，以健侧腿为轴心旋转身体，弯腰并屈膝，然后坐到床边。

2. 轮椅、便器之间的转移

便器一般高于地面 50cm，厕座两侧应安装扶手。先将轮椅靠近厕座，制动，解开裤子，用健侧手扶轮椅扶手站起，握住墙壁上的扶手，以健侧腿为轴心旋转身体坐在便器上。

二、康复环境的改善

康复环境的改善包括居室环境改善和社区环境改善两个方面。

（一）居室环境改善

（1）房门处取消门槛，门宽在 85cm 以上，以便步行器或轮椅顺利通过；门内外应有 1.5m×1.5m 的平台，以便能够转身开关门；门的设计应便于开关，使用长型门把，可用折叠门或推拉门；地面应防滑、干燥，地板不打蜡等。

（2）卧室房间需通风良好、光线充足，墙面距地面 100cm 高处安装水平扶手杆；卧室内床、椅的高度在 60cm 左右，以坐位时两脚能平放在地面为宜；卧室桌前、柜前、床边应有 160cm 宽的活动空间，以便轮椅必要时做 360°旋转；衣柜内挂衣架的横木距地面不应超过 120cm，衣柜深度不应大于 60cm；墙上电灯开关距地面宜低于 92cm，墙面电源插座以离地 30cm 以上为宜。

（3）一般采用坐式马桶和坐式淋浴，高度 40~50cm，坐便器周围有扶手，两侧扶手相距 80cm 左右；淋浴喷头高度应以坐在轮椅上能拿到为宜；洗手池的最低处大于 69cm，以使乘坐轮椅者的腿部能进入池底，便于接近水池洗漱。

（二）社区环境改善

社区环境应利于功能障碍者活动。社区街道须标明车道、人行道、过街道及有过街指示灯；街道旁设休息椅，过街处人行道与车道小斜坡连接；公共楼房应设斜坡楼梯和平台，以便轮椅通行，斜坡表面要选用防滑材料，倾斜角度为 5°左右，宽度 100~114cm，两侧应有 5cm 高的突起围栏以防轮子滑出；阶梯式楼道两侧应有离地面 65~85cm 高的扶手，每阶的高度不应大于 15cm，深度为 30cm，梯面用防滑材料；楼梯、走廊应有 120cm 以上的宽度；社区中电梯厢面积不小于 150cm×150cm，门宽应不小于 80cm，电梯迎门面应有镜子，以便乘轮椅者观看自己的进出是否已完成，供乘轮椅者使用的电梯控制装置离地面应在 100cm 左右；公共厕所应设残疾人厕位。

第五节　社区精神障碍者的护理

精神障碍者的治疗和康复，仅依靠医院或机构管理是远远不够的，建立以社区为依托、家庭为单位的社区精神卫生管理保健体系，对精神障碍者进行护理评估，及早发现其发病征兆，对提高患者生命质量具有重要意义。

一、社区精神障碍者的康复护理评估

（一）患者自身的评估

患者自身的评估包括患者精神状态和治疗情况、过去疾病史、生活习惯、目前社会功能（包括个人卫生、人际关系、娱乐活动、宗教信仰、工作情况等）。此外，还应评估患者患病前在家庭中的情况、处理压力的方法、社交及基本生活能力、经济、文化、判断力，以及疾病带来的改变、患者的接受程度与社会适应能力等。

（二）家庭系统的评估

家庭系统的评估内容包括患者家庭功能、家庭结构、家庭环境、家庭的社会支持系统、家庭对患者问题和护理计划的了解程度、家庭对精神疾病相关知识掌握的程度及预测病态行为的能力、家庭文化背景与知识水平、家庭对病情的观察和判断能力（能否向医务人员提供丰富、可靠的资料）、家庭其他成员精神健康水平、家庭对社会环境的适应状况等。

二、社区常见精神障碍的评估

目前重性精神障碍是社区护理的重点，主要包括精神分裂症、分裂情感性障碍、偏执性精神病、双相障碍、癫痫所致精神障碍、精神发育迟滞伴发精神障碍。评估内容除了精神障碍的类型，还应有患者病前个性特点、有无妄想等精神病症状、情感和意志行为状况、自知力、有无自杀观念或行为等。危险性评估为 6 级，分别如下：0 级：没有以下 1~5 级中的任何行为；1 级：口头威胁，喊叫，但没有打砸行为；2 级：打砸行为，但局限在家里，针对物品，能被劝说而停止；3 级：明显打砸行为，不分场合，针对物品，不能接受劝说而停止；4 级：持续的打砸行为，不分场合，针对物品或人，不能接受劝说而停止，包括自伤、自杀；5 级：持管制危险武器的针对人的暴力行为，或者纵火等行为，无论在家里还是公共场合都有发生。

三、精神障碍者的病情稳定性评估

（一）病情不稳定

危险性为 3~5 级或精神症状明显、自知力缺乏、有急性药物不良反应或严重躯体疾病。

（二）病情基本稳定

危险性为 1~2 级，或精神症状、自知力、社会功能状况至少有一方面较差。

（三）病情稳定

危险性为 0 级且精神症状基本消失，自知力基本恢复，社会功能处于一般或良好。

四、对精神障碍者的社区康复护理措施

精神障碍者的社区康复护理措施包括安全管理、社区康复训练、生活指导、用药指导以及健康教育。

（一）安全管理

安全管理包括患者管理、危险物品管理、周围环境管理。

（二）社区康复训练

社区康复训练包括生活技能康复训练、社会技能康复训练、学习技能康复训练、职业技能康复训练。

（三）生活指导

生活指导包括饮食指导、睡眠指导、个人卫生指导。

（四）用药指导

用药指导包括急性发作期患者的用药指导、恢复期患者的用药指导、药物不良反应的观察和护理、提高服药依从性。

（五）健康教育

健康教育包括指导患者正确对待疾病、指导家属正确对待患者、为患者和家属讲解疾病的相关知识、指导家属观察病情变化。

五、重性精神障碍者的随访管理

（一）随访评估

对应管理的重性精神障碍者每年至少随访 4 次，每次随访应对患者进行危险性评估；检查患者的精神状况，包括感觉、知觉、思维、情感和意志行为、自知力等；询问患者的躯体疾病、社会功能情况、服药情况及各项实验室检查结果等。

（二）分类干预

根据患者的危险性分级，判断患者精神症状是否消失，自知力是否完全正常，工作、社会功能是否恢复，以及患者是否存在药物不良反应或躯体疾病情况，对患者进行分类干预。

（1）病情不稳定者对症处理后，立即转诊到上级医院。必要时报告当地公安部门，协助送院治疗。对于未住院的患者，在精神专科医生、居委会人员、民警的共同协助下，2 周内随访。

（2）病情基本稳定者，首先应判断是病情波动或药物疗效不佳，还是伴有药物不良

反应或躯体症状恶化。分别采取在规定剂量范围内调整现用药物剂量和查找原因对症治疗的措施，必要时与患者原主管医生取得联系，或在精神专科医生指导下治疗，经初步处理后观察2周。若情况趋于稳定，可维持目前治疗方案，3个月后随访；若初步处理无效，则建议转诊到上级医院，2周内随访转诊情况。

（3）病情稳定者，若无严重药物不良反应，无其他异常，则继续执行上级医院制订的治疗方案，3个月后随访。

（三）康复指导

每次随访根据患者病情的控制情况对患者及其家属进行有针对性的健康教育和生活技能训练等方面的康复指导，对家属提供心理支持和帮助。

在患者病情许可的情况下，嘱患者每年进行1次健康检查，可与随访相结合，内容包括血压、体重、血常规（含白细胞分类）、转氨酶、血糖、心电图等。

【小结】

通过对社区慢性病患者的护理与管理的认识，从社区慢性病患者、恶性肿瘤患者、躯体残疾者、精神障碍者的护理评估和护理措施出发，深入探讨如何对其进行康复护理和保健指导。需建立以社区为依托、家庭为单位的社区卫生管理保健体系，有效地对患者进行干预。

【习题】

一、选择题

1. 关于慢性病的概念，以下说法错误的是（　　　）。

A. 不是一组疾病的概括性总称，而是特指某种疾病

B. 缺乏明确的传染性生物病因证据

C. 病程长且病情迁延不愈

D. 其病因常复杂且不明

E. 起病隐匿

2. 导致慢性病发病的不可改变的危险因素是（　　　）。

A. 缺乏体力活动　　　　　　　　B. 吸烟、过量饮酒

C. 遗传　　　　　　　　　　　　D. 不合理膳食

E. 精神紧张

3. 慢性病的特点不包括（　　　）。

A. 潜伏期与病程长　　　　　　　B. 症状与体征不明显

C. 临床不可治愈　　　　　　　　D. 病理改变可逆

E. 病因不明确

4. 当前威胁人类健康的各种慢性病中，位居死因第一位的是（　　　）。

A. 心脑血管疾病　　　　　　　　B. 糖尿病

C. 肿瘤　　　　　　　　　　　　D. 性传播疾病

E. 呼吸系统疾病

5. 慢性病的护理重点是（　　　）。

A. 预防及减少身体残疾的产生　　　　　　B. 促进营养

C. 家庭环境适应性改变指导　　　　　　　D. 保持良好的体位

6. 高血压病的危险因素不包括（　　　）。

A. 肥胖　　　　　　　　　　　　　　　　B. 高盐饮食

C. 吸烟　　　　　　　　　　　　　　　　D. 天气

E. 长期精神紧张

7. WHO 的标准是正常人每日食盐摄入量应少于（　　　）。

A. 10g　　　　　　B. 6g　　　　　　C. 5g　　　　　　D. 8g

E. 9g

8. 正常成年人高血压的诊断标准为（　　　）。

A. 收缩压为 140mmHg 和（或）舒张压≥90mmHg

B. 收缩压≥140mmHg 和舒张压≥90mmHg

C. 收缩压≥140mmHg 或舒张压≥90mmHg

D. 收缩压≥140mmHg 和（或）舒张压≥90mmHg

9. 下列关于糖尿病的说法，正确的是（　　　）。

A. 以蛋白质代谢紊乱为主　　　　　　　　B. 为终身性疾病

C. 以脂肪代谢紊乱为主　　　　　　　　　D. 脑力劳动者发病率低于体力劳动者

E. 起病隐匿，是由胰岛素分泌相对不足引起的

10. 对用胰岛素治疗的患者，首要的健康教育内容是（　　　）

A. 观察低血糖反应和酮症酸中毒

B. 保证足够的营养和睡眠

C. 学会胰岛素的注射方法，掌握及处理胰岛素常见不良反应

D. 学会尿糖定性试验测定

E. 注意控制饮食

二、简答题

1. 社区 ADL 训练包括哪些方面？

2. 可以从哪些方面改善社区康复环境？

3. 精神障碍者的社区康复护理评估包括哪些方面？

4. 对精神障碍者的社区康复护理措施有哪些？

5. 刘女士，50 岁，部门高管。5 年前确诊为高血压，但她并未重视，没有坚持吃药，平时工作压力大，运动少。最近出现视物模糊、气促、心悸，刘女士为此焦虑不安，血压测量结果为 170/130mmHg。

请问：

（1）导致刘女士发病的危险因素有哪些？

（2）针对刘女士的情况，社区护士应为刘女士提供哪些护理措施？

第九章　社区疾病预防与控制

【教学目标】

掌握：

1. 流行病学的定义及内涵；
2. 三级预防的内容及目的；
3. 突发公共卫生事件的概念、分类、特点和防护策略；
4. 社区常见急症的评估和应急处理。

熟悉：

社区常见急性事件处理的意义。

【案例导入】

2003年"非典"期间，"非典"是如何流行的？医护人员是如何采取预防措施的？

第一节　流行病学的定义及其相关概念

流行病学（epidemiology）是研究特定人群中与健康有关的状态或事件的分布及决定分布的影响因素，并应用于解决健康问题的一门科学。作为现代医学的基础学科和预防医学的领头学科，流行病学的核心内容由原理、方法和应用三部分组成。流行病学强调以人群为基本研究对象，研究范围包括疾病、伤害、健康状态和卫生事件。目前流行病学的主要任务是描述疾病或健康状态的分布，探讨疾病的病因和影响流行的因素，研究疾病的自然史，开展疾病的监测，制订疾病的控制对策及卫生保健规划，评价疾病诊断、预防、控制、治疗以及干预的效果。

一、疾病流行的强度

疾病流行的强度是指某疾病在某地区某人群中发病数量的变化及各病例间的联系程度，通常用散发、暴发、流行和大流行等术语表示。

（一）散发（sporadic）

散发是指在某一特定地区的发病率呈现历年的一般水平，各病例间在发病时间和地点上无明显的联系。不同病种在不同时期散发标准可以不同。确定某病在某地区是否属于散发，可参照当地前3年该疾病的发病情况，如当年发病率未能超过既往的一般发病率，则视为散发。发病人数不多、病例间无明显传染关系的情况也称散发。散发的原因有居民有一定的免疫力、疾病以隐性感染为主、疾病传播难以实现及疾病潜伏期较长等。

（二）暴发（outbreak）

暴发是指在一个局部地区或集体单位中，短时间内患者突然有显著性增多。这些患者多有相同的传染源或传播途径。大多数患者出现在该病的最长潜伏期内，如食物中毒、流行性脑脊髓膜炎等的暴发。

（三）流行（epidemic）

流行是指某病在某地区的发病率显著超过历年散发发病率水平（3～10倍）。发生流行时各病例之间往往存在一定的时间或空间联系。流行与散发是相对的，应根据不同时期、不同病种和国家标准等做出判断。

有些传染病隐性感染占大多数，当它流行时临床症状明显的病例可能不多，而实际感染率却很高，这种现象称为隐性流行，流行性乙型脑炎和脊髓灰质炎常具有这种特点。某地出现已消灭的疾病或出现过去从未有过的疾病时也可称作流行，如"非典"等。

（四）大流行（pandemic）

大流行是指在一定时间内某病发病率大大超过了该地区的流行水平，疾病蔓延迅速，涉及地域广，往往在比较短的时间内越过省界、国界甚至洲界。如鼠疫、甲型流感、埃尔托型霍乱，历史上曾发生过多次世界性大流行。

二、疾病的时间分布

疾病的流行随时间的推移而变化。一些疾病已被消灭，如天花。一些疾病正在被消除，如脊髓灰质炎、碘缺乏病。与此同时，一些新的传染病正在威胁人类的健康，如艾滋病、人禽流感、新型冠状病毒感染等。其中，艾滋病已呈现出全球性的蔓延态势。

疾病随时间变化而变化的表现形式有短期波动、季节性、周期性、长期变异等。

（一）短期波动

在一定规模的人群中，短期内出现大量同类病例的现象，称为短期波动，有时又称暴发，前者用于较大数量的人群。常见有急性中毒、痢疾、空气污染等。短期波动的出现多因许多人短期内暴露于同一致病因子。大多数病例发病日期往往在最短和最长潜伏期之间，即发病高峰与该病的常见潜伏期基本一致。因此，可从发病高峰推算暴露日期，从而找出引起短期波动的原因。各种疾病均可发生短期波动，应根据短期波动的特点尽快查明传染源、传播途径或流行因素，及时阻断其蔓延。

食物中毒短期波动常在数小时或数十小时内发生，多为共同食入某种食物所致。患者人数突然增加，很快达到高峰，而后下降。患者常集中发病于潜伏期内，流行曲线呈单峰型。

当水源或水体受肠道传染病病原体污染后易出现介水传染病短期波动。发病人数在1～2周内迅速增加，以后逐渐减少；病例分布于最长潜伏期内；患者地区分布与水源供给范围一致；暴发后因日常生活接触常可见到拖长的流行波。

（二）季节性

在一年中某疾病在固定的月份发病率升高的现象，称为疾病的季节性，如流行性乙型脑炎、疟疾等传染病有严格的季节性。

非传染性疾病的发生也具有季节性的特点，如慢性支气管炎、克山病、脑卒中多发生于冬季；糙皮病常于春季高发；黑色素瘤与强烈阳光照射有关，常在夏季多发。

疾病出现季节性高峰的原因颇为复杂，受气象条件、媒介昆虫、野生动物、家畜等因素影响，也受风俗习惯及生产、生活、卫生水平等因素的影响。

第二节　疾病的自然史与三级预防

一、疾病的自然史

疾病的自然史即疾病的发展过程，包括疾病的临床前期（潜伏期、前驱期）、临床期（临床症状明显期）和临床后期（转归期），在急性传染病中分期尤为明显，而在有些疾病中分期不明显，如恶性肿瘤等。

（一）潜伏期

潜伏期还没有出现临床症状和体征。潜伏期主要指从病原体入侵到该病症状出现的一段时间。潜伏期长短因疾病的类型和机体本身的特征不同而不同。正确认识疾病的潜伏期有很重要的意义。

（二）前驱期

前驱期是指从潜伏期后到开始出现明显症状前的一段时间。此期主要表现一些非特异性症状。

（三）临床症状明显期

临床症状明显期是出现疾病特征性临床表现的时期。这个时期的特殊症状和体征往往是疾病诊断的重要依据。

（四）转归期

疾病的转归有康复和死亡两种。疾病的转归主要取决于致病因素作用于机体后造成的损伤与对抗损伤的力量对比，正确而及时地治疗可使疾病向好的方向发展。

二、三级预防

人健康问题的出现，是一个从接触健康危险因素开始，机体逐渐发生病理变化，最终导致疾病发生的过程。以疾病的自然史为依据和前提，在疾病发展的不同阶段采取相应的干预措施，以减少疾病发生或减轻发展导致的不良后果，提高生命质量的策略统称为三级预防，包括一级预防、二级预防和三级预防。

（一）一级预防

一级预防又称病因预防，是在疾病或伤害尚未发生时，针对病因（或危险因素）所采取的措施，即"防病于未然"。一级预防是预防、控制和消灭疾病的根本措施。其主要是通过控制和消除健康危险因素、减少接触有害因素，从而降低疾病或健康问题的发生率。加强对病因的研究，减少接触危险因素，是一级预防的根本。一级预防的基本原则：合理膳食、适量运动、戒烟限酒、心理平衡。

一级预防的实施策略主要为双向策略，内容包括健康促进和健康保护两方面。

健康促进是针对所有人的策略，包括健康教育、自我保健和环境保护三大方面，主要通过创造促进健康的环境，使居民避免或减少暴露于危险因素，或改变机体的易感性，使机体免于发病，从而降低发病率。健康教育一般是社区护士为居民提供的营养教育和咨询、性教育和计划生育服务等。自我保健是个人在发病前就采取相关措施来促进健康；环境保护是避免环境污染、职业暴露等对健康造成相应的危害。

健康保护是对有明确病因或具备特异性预防手段的疾病所采取的措施，在预防疾病及消除病因上起主要作用，如控制吸烟可以预防肺癌，控制食盐量可以预防高血压等。健康保护主要针对疾病高危人群，目的是减少甚至消除高危人群的特殊暴露。

（二）二级预防

二级预防又称临床前期预防，即在疾病的临床前期做好早发现、早诊断、早治疗的"三早"预防，以控制疾病的发展和恶化，防止疾病复发或转为慢性。

早发现是指通过普查、筛检、定期健康检查等措施，尽早发现疾病。例如，为早期发现乳腺癌而采用的乳房自检和乳腺钼靶检查、为早期发现结肠癌而采取的结肠镜检查等均属于早期发现疾病的二级预防措施。

早诊断是二级预防的核心，早诊断后可以开始早期治疗，从而改善预后。例如，当母亲发现婴儿有脱水早期症状时，给其服用温开水、口服补盐液进行治疗就是二级预防。

要做好二级预防，首先，要向群众宣传防治知识和传播有病早治疗的观念，其次要提高医务人员的业务水平，最后，要开发适宜筛查的检测技术。

（三）三级预防

三级预防又称临床预防，是指对已患病者采取及时有效的治疗措施，以防止病情恶化、预防并发症和伤残；促进丧失劳动力者或残疾者功能和心理康复，进行家庭护理指导，使患者尽量恢复生活和劳动能力，并能参加社会活动及延长寿命。

三级预防最常应用于二级或三级卫生机构，如专科诊所、医院或康复中心，当然也可以在社区和一级保健机构实施。其主要措施为对症治疗和康复治疗。对急性心肌梗死或严重心律失常者进行抢救和治疗，通过药物治疗和智能训练改善阿尔茨海默病患者的认知功能等均属三级预防。

在长期的实践中，人们认为三级预防并不完善，认为在一级预防之前应增加初始预防，也称零级预防。公共卫生应该强调政府责任，通过政策的干预、政府的行为等，减少或消除影响健康的危险因素。初始预防对预防工作起着关键性的作用。

第三节　传染病的社区管理

急性传染病往往会在短时间内导致较高的重症发病率和病死率，但早期识别困难、缺乏特异的和有效的防治手段，极易造成大规模流行，构成突发公共卫生事件，严重威胁社区人群健康和生命，甚至可能造成不可预估的社会、经济和政治影响。因此，加强传染病的社区管理尤为重要。

一、传染病的概述

（一）流行过程

传染病是病原微生物（细菌、病毒、衣原体、立克次体、支原体、螺旋体、真菌等）和寄生虫（原虫、蠕虫等）感染人体后产生的具有传染性的疾病。

传染病的流行过程即病原体从已感染者体内排出，经过一定的传播途径，侵入易感机体形成新的感染，并不断发展的过程。传染源、传播途径和易感人群是传染病流行过程中必须具备的3个基本条件。

（1）传染源：指体内有病原体生长、繁殖且能排出病原体的人或动物，包括病原携带者和感染者。

（2）传播途径：指病原体从传染源体内排出后，侵入新的易感宿主前，在外环境中所经历的全部途径。传染病可通过一种或多种途径传播，主要传播方式有空气传播、水或食物传播、接触传播、医源性传播、血液传播、围生期传播等。

（3）易感人群：指对某种传染病病原体缺乏特异性免疫力、易受感染的人群。当人群免疫人数相对减少时，如新生儿增加，集体免疫力相对降低，人群易感性高；反之，集体免疫力高，人群易感性低。

（二）流行特征

传染病主要具有以下 4 个特征。

（1）有病原体：每一种传染病都是由特异性的病原体引起的，包括微生物和寄生虫，以细菌、病毒最常见。

（2）有传染性：有传染性是传染病与其他感染性疾病最主要的区别。

（3）有流行病学特征：具有流行性、季节性、地方性和周期性。

（4）感染后人体可产生特异性免疫：人体感染病原体后，无论是显性感染还是隐性感染，都能产生针对病原体及其产物的特异性免疫。

二、传染病的管理

（一）传染病疫情报告制度

传染病疫情报告是为各级政府提供传染病发生、发展信息的重要渠道。只有建立起一套完整的传染病疫情报告制度，并且保证其正常运转，才能保证信息的通畅。这是政府决策者准确掌握事件动态、及时正确地进行决策、与有关部门及时采取预防控制措施的重要前提。因此，社区医务人员应严格执行传染病疫情报告制度，及时按规定程序向卫生行政部门指定的卫生防疫机构报告疫情，并做好疫情登记。

《中华人民共和国传染病防治法》将传染病分为甲、乙、丙三类。

（1）甲类传染病是指鼠疫、霍乱。

（2）乙类传染病是指传染性非典型肺炎、艾滋病、病毒性肝炎、脊髓灰质炎、人感染高致病性禽流感、麻疹、流行性出血热、狂犬病、流行性乙型脑炎、登革热、炭疽、细菌性和阿米巴性痢疾、肺结核、伤寒和副伤寒、流行性脑脊髓膜炎、百日咳、白喉、新生儿破伤风、猩红热、布鲁氏菌病、淋病、梅毒、钩端螺旋体病、血吸虫病、疟疾。

（3）丙类传染病是指流行性感冒、流行性腮腺炎、风疹、急性出血性结膜炎、麻风病、流行性和地方性斑疹伤寒、黑热病、包虫病、丝虫病，除霍乱、细菌性和阿米巴性痢疾、伤寒和副伤寒以外的感染性腹泻病。

对甲类传染病和乙类传染病中的炭疽中的肺炭疽、传染性非典型肺炎、人感染高致病性禽流感的患者、病原携带者或疑似患者，城镇责任报告单位应于 2 小时内、农村责任报告单位应于 6 小时内通过传染病疫情监测信息系统进行报告。对其他乙类传染病患者、疑似患者、病原携带者，城镇责任报告单位应于 6 小时内、农村责任报告单位应于 24 小时内通过传染病疫情监测信息系统进行报告。对丙类传染病和其他传染病，应当在 24 小时内通过传染病疫情监测信息系统进行报告。在疫情上报的同时还应上报传染病报告卡。

（二）传染病的管理措施

传染病管理主要是针对传染病流行过程中各个环节的特点，做好管理传染源、切断传播途径和保护易感人群三方面的工作。

1. 管理传染源

（1）对患者的管理：尽量做到早发现、早诊断、早报告、早隔离和早治疗。

（2）对疑似患者的管理：及时报告、尽早明确诊断。传染病疑似患者必须接受医学检查、随访和隔离治疗措施，不得拒绝。

（3）对病原携带者的管理：要尽早发现和管理，重点对传染病接触者、有传染病病史者、恢复期患者、来自流行区的居民、特殊职业者进行定期普查，以便及时发现传染病病原携带者，并进行相应的隔离和治疗。

（4）对接触者的管理：接触者是指接触过传染源或可能已经感染而处于潜伏期的人群。①应急预防接种：对潜伏期较长的传染病，其接触者可主动或被动地进行预防接种。②药物预防：对某些传染病的密切接触者可采用药物预防。③医学观察：对某些比较严重的传染病应每天视诊、测量体温，特别要注意早期症状，以便及早发现新患者，但不限制接触者的日常活动。④隔离或留验：对甲类传染病的接触者应严格隔离或收留在检疫机构所指定的地点，在医学观察期内应限制其活动自由。

2. 切断传播途径

对消化道传染病、虫媒传染病及许多寄生虫病，切断传播途径通常是最主要的预防措施，最常用的卫生措施是消毒。社区护士应根据不同传染病的传播途径采取不同的措施，如对于肠道传染病，应对粪便、垃圾、污水等进行处理；对于经昆虫传播的疾病，可根据不同媒介昆虫的生态习性采取不同的杀虫法；对于呼吸道传染病，则可通过消毒、戴口罩、通风等进行预防；对于血源性传染病，应加强血源和血制品的管理，防止经医源途径传播血源性传染病；对于水传播传染病，应重点关注饮用水的消毒和个人防护。

3. 保护易感人群

对易感人群开展广泛的健康教育，指导其加强锻炼，养成良好的卫生习惯和规律的生活作息，合理饮食，保持良好的心理状态、良好的居住环境和人际环境，增强保健意识，提高机体非特异性免疫力；通过预防接种，提高人群的特异性免疫力，从而预防和控制传染病的发生和流行。

（三）传染病患者的访视

1. 初访

初访是指社区护士对社区传染病患者进行初次随访，并建立病例档案。具体内容包括以下几个方面。

（1）核实诊断：医院门诊发现传染病后，除需填报"传染病报告卡"，还应填写该传染病的"诊断依据卡"，社区护士根据"诊断依据卡"核实与传染病流行的有关证据。

（2）调查传染病情况：调查该传染病发生的时间、地点、传播途径，判断疫情的性质及传播情况。

（3）采取切实可行的防疫措施：根据传染病流行的三个基本条件，按照传染病传播的特性，采取针对性的措施。对患者及其家属进行耐心、细致的健康教育，传授有关的防疫知识、隔离办法和治疗护理措施等，使其真正掌握传染病的预防和控制办法，从而达到治愈患者、控制疾病传播的目的。

（4）做好疫情调查处理记录：认真填写相关表格，以备分析、总结。

2. 复访

复访是指社区护士对社区传染病患者定期随访，并及时记录随访情况。具体内容包括以下几个方面。

（1）了解患者病情和周围的继发情况、患者病情的发展与转归，及时修正并确定诊断，对继发患者立案管理。

（2）了解防疫措施的具体落实情况，修正初访的认识和措施，继续进行宣传教育。

（3）填写相应表格，记录更全面的资料和疾病发展过程。

（4）患者痊愈或死亡即结束本案管理。

第四节 突发公共卫生事件的防护

突发公共卫生事件是指突然发生，造成或可能造成社会公众健康严重损害的重大传染病疫情、群体性不明原因的疾病、重大食物和职业中毒，以及其他严重影响公众健康的事件。突发公共卫生事件通常发生紧急、危险性大、伤亡人数多，直接关系到公众的健康、经济的发展和社会的安定，是社会普遍关注的热点问题。

一、突发公共卫生事件分类

突发公共卫生事件范围较广，产生原因也各不相同。根据发生原因，突发公共卫生事件可分为以下几种。

（一）重大传染病疫情

重大传染病疫情是指传染病在集中的时间、地点发生，导致大量传染病患者出现，其发病率远远超过平常的发病水平。

（二）群体性不明原因的疾病

群体性不明原因的疾病是指在一定时间内，某个相对集中的区域内同时或相继出现多个有相同临床表现患者，又暂时不能明确诊断的疾病。这种疾病可能是传染病，可能是群体性疾病，也可能是某种中毒。

（三）重大中毒事件

重大中毒事件指由于食物和职业的原因而发生的人数众多或者伤亡较重的中毒事件。

（四）新发传染病

新发传染病狭义上是指全球首次发现的传染病，广义上是指一个国家或地区新发生的、新变异的或新传入的传染病。

（五）群体性预防接种反应

群体性预防接种反应指合格的疫苗在实施规范接种过程中或者实施规范接种后造成接种者机体组织、器官、功能损害，相关各方均无过错的药品不良反应。

（六）重大环境污染事故

重大环境污染事故指在化学品的生产、运输、储存、使用和废弃处置的过程中，由于各种原因引起的化学品从其包装容器、运送管道中泄漏，造成空气、水源和土壤等环境的污染，严重危害或影响公众健康的事件。

（七）核事故和放射事故

核事故和放射事故是指由于核辐射与放射性物质或其他放射源造成公众健康受到严重影响或严重损害的突发事件。

（八）生物、化学、核辐射恐怖事件

生物、化学、核辐射恐怖事件指恐怖组织或恐怖分子通过实际使用或威胁使用放射性物质、化学毒剂或生物制剂，或通过袭击或威胁袭击化工（核）设施引起有毒、有害物质或致病性生物释放，导致人员伤亡，或造成公众心理恐慌，从而破坏国家和谐稳定、妨碍经济发展的事件。

（九）自然灾害

自然灾害是指人类赖以生存的自然界发生的，且对人类社会造成严重危害的异常现象和事件。

（十）其他严重影响公众健康的事件

其他严重影响公众健康的事件是指针对不特定的社会群体，造成或可能造成社会公众健康严重受损，影响正常社会秩序的重大事件。

二、突发公共卫生事件特点

突发公共卫生事件有以下特点：成因的多样性、分布的差异性、传播的广泛性、危害的复杂性、治理的综合性、新发事件不断产生、连锁反应性。

三、突发公共卫生事件发生时的救助和管理

突发公共卫生事件发生时的救助和管理主要包括事件上报、检伤分类与现场救护、途中转诊几部分。面对突发公共卫生事件，参与救护的社区护士应在1分钟内完成对一个患者的现场检伤分类，区分所有患者伤情的轻重缓急、先后救护顺序，做好记录并指挥人员运送患者进入临时指定的救护室或医院。检伤分类时采用RPM初步检伤分类：呼吸R（respiration）、灌注量P（perfusion）、精神状态M（mind）。RPM初步检伤分类的判断依据如下。

（一）呼吸（R）

无呼吸，给予畅通呼吸道；仍然无呼吸，判断为黑色；呼吸恢复，判断为红色。呼吸频率超过30次/分，判断为红色；低于30次/分，检查灌注量。

（二）灌注量（P）

桡动脉搏动消失或毛细血管充盈时间超过2秒，判断为红色；桡动脉搏动消失或毛细血管充盈时间小于2秒，检查精神状态。

（三）精神状态（M）

不能听从简单的指令（无意识），判断为红色；能听从简单的指令，判断为黄色或绿色。

迅速安全地运送患者是院前急救的重要环节。运送时应注意以下事项。

（1）转运途中既要快速，又要平稳、安全，避免颠簸。患者的头部一般应与车辆行驶的方向相反，以保持脑部血供。

（2）患者的身体和担架应固定牢固，以免紧急刹车时身体摇动，加重病情。

（3）根据病情需要，摆放好患者的体位。

（4）在运送过程中，注意观察患者的生命体征并做好详细记录，继续给予持续治疗和护理。

（5）到达医院后，和接诊医生进行详细交接班。

四、突发公共卫生事件发生后的健康管理

突发公共卫生事件发生后的健康管理包括对患者提供医疗护理服务、在社区建立防御机动队和有效的救助防疫体系等。同时，社区护士应提高早期识别与监控潜在的传染性和感染性疾病能力，防患于未然。

第五节　社区急性事件的处理

一、心搏骤停患者的急救

心搏骤停是指心脏泵血功能突然停止，大动脉搏动与心音消失，重要器官严重缺血、缺氧，导致生命终止。这种突然的生命终止，又称猝死。

（一）心搏骤停的判断

心搏骤停发生后必须快速做出正确的判断，以争取抢救时间。心搏骤停的诊断主要包括两个方面：突然意识丧失和大动脉搏动消失。

（二）心肺复苏的步骤

心肺复苏包括三个步骤：胸外心脏按压、开放气道、口对口人工呼吸。

1. 胸外心脏按压（C）

胸外心脏按压是现场急救最迅速、有效的方法。操作时让患者仰卧于硬板床或地上，施救者站或跪于患者右侧，双脚与肩同宽，左手掌根部置于患者胸骨中、下 1/3 交界处，右手以拇指根部为轴心置于左手掌背上，十指相扣，双臂垂直，利用上身重量垂直下压，对成人患者按压深度一般为 5~6cm；按压频率均为 100~120 次/分。每次按压完后让胸廓充分回弹，但手掌根部不要离开，按压和放松比为 1∶1。

2. 开放气道（A）

患者取仰卧位，松解患者的衣领及裤带，取出活动义齿，清除口腔、鼻腔分泌物或异物，然后按以下方法开放气道。

（1）双手抬颌法：施救者双手从两侧托起患者的下颌，使其头后仰，将患者下颌前移，即可打开气道。

（2）仰头抬颌法：施救者一手以小鱼际肌下压患者前额，另一手食指和中指托住患者下颌，使其头后仰，即可开放气道。注意头颈部损伤患者禁用仰头抬颌法。

3. 口对口人工呼吸（B）

口对口人工呼吸的步骤如下：施救者用压住患者前额的手的拇指和食指将患者鼻孔捏闭，另一手抬起患者下颌；施救者深吸气后将患者口包住吹气，看到患者胸廓升起为有效，连续吹气两次。

（三）心肺复苏有效的指征

（1）双侧瞳孔由散大变为缩小。

（2）自主呼吸恢复。

（3）大动脉搏动恢复。

（4）面色、口唇、甲床由发绀转为红润。

（5）舒张压在 60mmHg 以上。

二、昏迷患者的急救

（一）病因

（1）全身性疾病，如肝性脑病、一氧化碳中毒、有机磷农药中毒等。

（2）中枢神经系统疾病，如脑卒中、脑梗死和脑膜炎等。

（二）分类

（1）浅昏迷：浅昏迷表现为意识及随意运动丧失，针刺激和手压眶上缘有痛苦表情及躲避反应，瞳孔对光反射、角膜反射、咳嗽反射、吞咽反射及生命体征无明显改变。

（2）深昏迷：深昏迷患者意识完全丧失，对各种刺激均无反应，各种反射均消失，呼吸不规则，大小便失禁，有生命体征改变。

（三）鉴别诊断

首先确定患者是否昏迷，需与癔症性昏睡区别。

昏迷患者表现为眼睑闭合松弛，部分患者甚至闭合不全，瞳孔对光反射消失，全身肌肉松弛等。

癔症性昏睡是由精神因素诱发，多见于青年女性，患者处于深睡状态，呼之不应，双眼紧闭，翻眼睑时有抵抗，可见眼球斜视或运动，双侧瞳孔等圆等大，对光反射存在，对疼痛反应迟钝或无反应。

（四）急救

（1）保持呼吸道通畅：解开患者衣扣，取出活动性义齿，清除口腔、鼻腔内分泌物或异物。对呼吸异常者提供呼吸支持，对抽搐者给予地西泮类药物。

（2）对症治疗及处理：建立静脉通道，维持血压及水、电解质平衡，给予氧气吸入，遵医嘱使用药物治疗。

（3）安置安全的体位：一般使患者取仰卧位，偏向一侧，头部抬高 15°～30°。

（4）转运：对于生命体征稳定、病情允许搬动者，可立即送医院进行治疗，转运过程中注意防止意外损伤。

三、出血患者的急救

（一）鼻出血患者的急救

鼻出血是社区常见急症的一种，由鼻本身疾病或全身疾病引起，多为单侧出血，也可为双侧出血，可发生在任何年龄、任何时间。

1. 临床用药及处理

（1）镇静剂：常选用地西泮（安定）和异丙嗪等。

（2）止血剂：临床常用的止血剂有酚磺乙胺、巴曲酶、卡巴克络等。

（3）改善凝血机制药物：常用维生素 C 和维生素 K。

（4）补液及输血：对失血过多或出现休克的患者，应及时补液或输血以补充血容量。

2. 社区现场急救处理

（1）一般处理。

①患者取坐位或半坐位。

②对情绪紧张者，做好心理安慰，消除患者紧张及恐惧心理。

③用冷水袋或湿毛巾置于患者前额和后颈处，促进血管收缩、减少出血。

（2）局部止血法。

①指压止血法：清除鼻腔内血凝块，手指紧捏双侧鼻翼 10～15 分钟可达到止血效果。此方法只适用于鼻腔前段少量出血者。

②填塞法：适用于出血部位不明或出血剧烈者。临床上常用凡士林纱布、吸收性明胶海绵、抗生素油膏纱条等填塞。

对于出血量不多、出血时间不长且处理后不再出血的患者，无须转院。如患者年龄大、出血量大、止血困难、有休克表现，需转到相应专科医院进行救治。途中应注意开放静脉通道、保持患者呼吸道通畅、酌情应用止血药物等。

（二）急性上消化道大出血患者的急救

急性上消化道大出血是社区护理工作中常见急症之一，救治不及时可导致死亡。因此，迅速确定患者的出血部位和原因，及时给予处理，对疾病的预后有着重要的意义。

1. 一般处理

（1）迅速清除咽部血凝块，保持患者呼吸道通畅。

（2）给予氧气吸入：4～6L/min。

（3）使患者平卧，头偏向一侧，床头抬高 30°，以利于下肢静脉回流。

（4）迅速建立静脉通道，确保各种药物及时输入。

（5）有活动性出血者应禁食，出血停止后可给予流质饮食，逐步恢复正常饮食。

（6）嘱患者绝对卧床休息，注意保暖。

2. 迅速补充血容量

由于大出血后血液浓缩，血液黏稠度增高，可先输入平衡盐液或生理盐水，以稀释血液、改善微循环，开始输液宜快，特殊患者可遵医嘱调节输液速度。

3. 止血

（1）局部药物治疗：在 100～200ml 生理盐水中加入去甲肾上腺素 8mg 或凝血酶 8000～40000U，口服或胃管内注入，必要时让患者更换体位，使药液与出血部位充分接触，以起到更好的止血效果，每 2 小时 1 次。

（2）食管胃底静脉曲张破裂大出血者，可用生长抑素、血管升压素、垂体后叶素等药物静脉滴注。

（3）临床上可用气囊压迫止血法。

4. 社区现场急救处理

对于急性上消化道大出血者，社区急救原则是迅速补充血容量、尽快纠正失血性休克和及时止血，还应重视病因治疗。

急性上消化道大出血常伴有周围循环衰竭，如延误抢救时机可危及患者生命，因此必须立即采取抢救措施，越早效果越好。

社区护士应按上述方法积极抢救，同时尽快转送至上级医院进一步救治，转院前应补充血容量、纠正失血性休克、给予常规止血药，途中患者应平卧，保持呼吸道通畅，双下肢抬高 30°，车速不宜太快，且有医务人员陪同。

【小结】

社区是人们集中居住的区域，也是各种突发事件常发生的场所，心搏骤停、昏迷、急性出血等多种情况均需在社区紧急救护。社区医护人员是最早接触此类患者的人，因此，社区护士掌握急救知识，充分利用社区资源，对常见的社区急性事件积极采取救护措施，对于提高患者的生存率和生命质量具有重要意义。

【习题】

一、选择题

1. 胸外心脏按压的正确部位是（　　）。

A. 胸骨中、上 1/3 交界处　　　　　　B. 胸骨角

C. 胸骨　　　　　　　　　　　　　　D. 胸骨中、下 1/3 交界处

2. 单人徒手心肺复苏，心脏按压与人工呼吸之比是（　　）。

A. 5∶1　　　B. 2∶1　　　C. 30∶2　　　D. 15∶1

3. 人工呼吸最常见的并发症是（　　）。

A. 胃扩张　　　B. 肺炎　　　C. 误吸　　　D. 返流

4. 心肺复苏按压与放松之比为（　　）。

A. 1∶1　　　B. 2∶1　　　C. 2∶3　　　D. 2∶4

5. 心肺复苏程序不包括（　　）。

A. 基础生命支持　　　　　　　　B. 高级生命支持

C. 延续生命支持　　　　　　　　D. 停止生命支持

二、简答题

1. 突发公共卫生事件的概念、特点是什么？

2. 如何处理突发公共卫生事件？

3. 简述心搏骤停患者的社区急救措施。

4. 简述心肺复苏成功的指标。

第十章　社区康复与护理

【教学目标】

掌握：

1. 社区康复护理的特点、服务原则；
2. 社区康复护理对象、工作内容。

熟悉：

运用康复护理技术实施社区康复护理。

理解：

1. 社区康复基本概念；
2. 社区康复护理的任务。

【案例导入】

张大爷是北京某社区的居民，独自居住，被社区护士小张在家庭访视时发现脑卒中后送到了社区医院，经过转诊到上级医院治疗后出院，今回到社区医院进行康复治疗，仍由小张进行护理。

请问：

1. 针对该患者，小张应该进行哪些方面的康复护理？
2. 针对该患者，小张应该怎样进行健康教育？

社区护理是社区卫生服务的重要组成部分，是 21 世纪我国护理学的发展方向，康复护理学是社区护理学的一个新的领域，也是社区护士职能扩展的一个重要方面。为了达到全面康复的目标，减少社会和家庭的负担，对残疾者、老年患者、患有慢性病并伴有功能障碍者进行适合康复医学要求的各种专门的护理和各种专门的功能训练。

一、康复医学

康复医学是继预防医学、临床医学后的第三医学。工伤、交通事故、运动伤害及意外伤害增多，慢性病患病率的增高促进了康复医学的发展。美国在 20 世纪 60 年代就将康复服务纳入了医疗保险和医疗资助的范围内。1947 年美国成立康复医学委员会，1974 年成立康复护士协会。WHO 将康复定义为：综合协调地应用各种措施，最大限度地恢复和发展与病、伤、残者的身体、心理、社会、职业、娱乐、教育和周围环境相适应的潜能，以减少病、伤、残者身体、心理和社会障碍，使其重返社会，提高生活质量。

二、社区康复

社区康复是指以社区为场所，对功能障碍者开展综合康复服务，是实施康复服务的一种形式，目的是尽量减少病、伤、残带来的不良后果，最大限度地恢复病、伤、残者的功能和能力。专业康复管理系统复杂，需要由专业康复医护人员进行康复服务。社区康复管理系统相对简单，康复人员一专多能，能与康复对象形成较为稳定、和谐的人际关系，康复受益面大，康复费用低廉。

（一）社区康复工作内容

社区康复工作内容包括普查（具体需要康复的人群的基本情况）、预防、康复训练、培训等。

（二）社区康复护理

1. 社区康复护理任务

（1）提供舒适的护理和康复环境；
（2）防止残障进一步加重；
（3）帮助患者接受身体残障的事实；
（4）维持康复组成员间良好的关系；
（5）配合实施各种康复治疗措施；
（6）协助患者重返家庭和社会。

2. 社区康复护理程序

（1）康复护理评估。康复护理评估是护理程序第一个环节，评估的目的就是识别和获得患者的信息，使护士、患者、家属都能够清楚地了解患者健康和疾病等方面问题，找出患者现存或潜在的健康问题，为明确护理诊断，制订护理计划提供依据。评估前做好充分准备，估计采集资料的难度，确定提供资料的对象。评估时注意尊重患者权利，保护患者隐私，保证患者舒适。评估后及时分析、整理资料，按规范填写记录单。评估内容包括患者的生理状况、功能状况、心理社会状况、经济职业状况、精神状况。资料来源有患者、家属、康复组成员、过往记录。

康复护理评估程序如下：

①称呼患者，做自我介绍；②说明评估的目的及所需时间；③按照自然状况、生活状况、心理社会状况和教育需求的顺序进行提问；④进行护理体检，将提问获得的焦点资料作为体检的重点；⑤对评估资料进行分析、整理，找出影响患者健康的首要问题。

康复评估应注意的问题：①护理程序是不断循环的过程，因此，评估也应贯穿于护理的全过程，老问题解决了，确定新问题仍从评估开始；②评估不是例行公事，要以发现问题为基础，以满足患者的需求为主要目标，强调个性化、整体性；③护理评估的全过程要体现对患者的尊重和理解，悉心收集患者主观资料，深入了解患者身心感受；④评估发现重要资料时要进一步深入了解，确保资料真实、可信，能准确描述；⑤涉及法律问题时，要谨言慎行，不要急于发表看法；⑥体检时要抓住重点体检项目，按顺序进行，尽量少搬动患者；⑦掌握常见病的症状和体征，提高评估的效果和质量；⑧评估时发现的安全问题，及早告诉患者并采取相应措施。

（2）康复护理诊断。康复护理诊断内容包括三个方面：健康问题、病因学或相关因素、健康问题的特点或症状体征。

（3）康复护理目标。在康复护理评估和诊断的基础上，确定康复护理目标。康复护理目标应由患者、家庭、护士和其他康复成员一起制订。

（4）康复护理干预。康复护理干预包括：创建康复治疗环境；执行康复护理技术；进行家庭教育；充当家庭顾问；给予心理支持、咨询以及将患者介绍给其他康复成员；处方药的应用及管理；强化其他康复成员所教的康复活动；维持康复活动的连续性；出院随访等。

对于康复对象的日常维护需做到：①日常生活功能促进（呼吸功能的促进、进食吞咽功能的促进、排便功能的促进、睡眠及休息的促进）；②社会参与功能的促进（个人卫生及整洁能力的促进、语言交流能力的促进、感觉和感知功能的促进、视听功能的促进、活动功能的促进、环境改善）。

【小结】

本章节主要介绍了康复医学、社区康复的工作内容、社区康复护理的任务与程序等。

【习题】

一、选择题
1. 在社区康复中最常用的康复治疗（训练）方法是（　　）。
A. 运动治疗　　　　　　　　　B. 作业治疗
C. 语言治疗　　　　　　　　　D. 心理治疗
E. 中医康复治疗
2. 康复医学的对象有（　　）。
A. 老年人、各种慢性病患者
B. 精神障碍者
C. 精神障碍者、老年人、各种慢性病患者
D. 心肌梗死恢复期患者
E. 心肌梗死恢复期患者、精神障碍者、老年人、各种慢性病患者

二、简答题
1. 简述什么是康复？社区康复的内容包括哪些？
2. 简述社区康复与护理的联系。
3. 社区康复护理的任务包括哪些？在护理评估中应注意什么问题？

附　录

实训项目一　社区健康教育实践

【实训目的】掌握社区健康教育的内容及方法。

【实训材料】教材，PPT。

【实训内容】社区健康教育模拟。

【实训步骤】

1. 教师制订社区健康教育内容。

2. 学生分组。

3. 小组选题，制订目标、计划，采取情景模拟。

4. 小组做分析评价。

5. 教师做总结评价。

【注意事项】针对不同人群的健康教育应注意的事项。

【思考】怎样进行社区健康教育？需要注意什么？

实训项目二　了解居民健康档案

【实训目的】

1. 熟知建立居民健康档案的意义。

2. 掌握建立居民健康档案的工作程序，能应用居民健康档案对个人进行资料收集和护理评估，分析其健康问题，并能完成居民健康档案的整理和居民健康档案的填写。

3. 培养独立动手能力。

【实训材料】建立居民健康档案所需表格，多媒体投影仪。

【实训内容】独立完成个人健康档案的建立。

【实训步骤】

1. 教师讲解各种健康档案的填写方法。

2. 教师讲解各类健康档案表格的填写注意事项。

3. 学生独立完成一份同桌的个人健康档案。

4. 教师做总结评价。

【注意事项】

1. 统一用黑色碳素笔进行填写。

2. 表格中不能有误或涂改。

3. 面对不同人群、不同疾病进行健康调查需要注意的事项。

【思考】建立居民健康档案需要注意什么?

实训项目三　儿童保健与护理

【实训目的】学会婴儿更换尿布、小儿喂乳、新生儿盆浴、新生儿脐部护理等相关操作。

【实训材料】婴儿模型、护理盘(内放梳子、指甲刀、护臀霜或鞣酸软膏、婴儿洗发液、婴儿沐浴液、温度计)、0.5%碘伏、3%过氧化氢、95%乙醇、棉签、弯盘、清洁手套、纸尿裤、医用垃圾桶、生活垃圾桶、口罩、快速手消毒剂、棉布类(婴儿尿布及衣服、大毛巾、毛巾被、包布、面巾、浴巾)、浴盆、乳瓶、无菌乳头、饭巾、托盘。对有皮炎者备1:5000的高锰酸钾溶液、爽身粉或其他治疗药物。

【实训内容】婴儿更换尿布、小儿喂乳、新生儿盆浴、新生儿脐部护理。

【实训步骤】

1. 观看多媒体教学资料。

2. 教师示范。

(1) 准备。

①环境:调节房间温度为26℃~28℃并核实,关闭门窗。

②用物:备齐用物,放置有序,替换衣物预热。

③护士:穿戴整齐、温水洗手。

(2) 评估。

①核对医嘱及婴儿信息。

②评估婴儿生命体征,皮肤完整性,进食及治疗情况。

(3) 护理。

①婴儿更换尿布:暴露小儿下半身→更换尿布→整理,观察,做记录→洗手。

②小儿喂乳:检查奶瓶、无菌乳头、乳液→试温→取正确姿势→喂奶→拍背驱气→整理,观察,做记录。

③新生儿盆浴:检查室温、水温→将所需用物放置妥当→解开包布,核对观察→按顺序擦拭全身→做脐带、臀部护理→穿衣,更换尿布,裹包布→整理,观察,做记录。

④新生儿脐部护理:取好体位→观察脐带,视具体情况对脐带进行消毒护理→整理,观察,做记录。

3. 分组实操。

4. 整理用物。

5. 教师做总结评价。

【注意事项】

1. 房间温度要适宜，减少暴露。

2. 动作温柔，轻快，注意安全，防止烫伤或跌伤。

3. 观察脐部有无特殊气味及脓性分泌物，发现异常及时上报。

4. 更换尿布时，不可将脐带包裹在尿布内，避免尿布边缘摩擦脐带。

5. 沐浴应于喂奶前或喂奶后 1 小时进行，以防呕吐和溢奶。

6. 冲洗头颈时，需将婴儿头偏向一侧，勿使水流入外耳道、鼻、口内，防止中耳炎的发生。

7. 沐浴水冲力不宜过大，水要通过护士的手，再流在婴儿身上，防止水温变化。

8. 沐浴过程中密切观察婴儿面色及全身皮肤、呼吸、反应等，发现异常，立即终止沐浴并上报。

9. 注意人性化，与婴儿进行目光及语言交流。

10. 喂乳时乳液要始终充满乳头，乳瓶颈不要压在婴儿唇上。

11. 注意观察婴儿吸吮能力及进乳情况。

12. 婴儿有呛咳时应暂停喂哺，轻拍婴儿背部，稍休息后再喂。

13. 用物准备齐全，避免操作中离开婴儿导致发生意外。

14. 尿布应选择质地柔软、透气性好、吸水性强的棉布或一次性尿布，以增加婴儿舒适感。

15. 更换尿布时动作要快，避免长时间暴露婴儿导致着凉。

16. 尿布包扎应松紧适宜，过紧会影响婴儿活动，过松会造成大便外溢。

【思考】新生儿保健护理应注意什么？

实训项目四　新生儿抚触

【实训目的】了解并掌握新生儿抚触的作用和方法。

【实训材料】婴儿模型、婴儿润肤乳液、毛巾或浴巾、尿布以及替换衣物。

【实训内容】分组练习新生儿抚触。

【实训步骤】

1. 观看多媒体教学资料。

2. 教师示范。

（1）准备：

①环境：调节房间温度至 26℃～28℃并核实，关闭门窗。

②用物：备齐用物，有序放置，将替换衣物预热。

③护士：穿戴整齐、温水洗手。

（2）评估：

①核对医嘱及婴儿信息。

②评估婴儿生命体征，皮肤完整性，进食及治疗情况。

（3）抚触：松开婴儿包布，脱去其衣物，用浴巾包裹，注意保暖。双手上倒取适量润肤乳液。

①头部：用两手拇指从前额中央向两侧移动（沿眉骨）；用两手拇指从下颌中央向外、向上移动；一手轻托婴儿头部，另一手指腹从婴儿一侧发际抚枕后，避开囟门，中指停在耳后乳突部轻压一下；换手，同法抚触另一侧。

②胸部：两手掌分别从胸部的外下方，靠近两肋下缘处向对侧外上方滑动，至婴儿肩部，交替进行（似"X"形）。

③腹部：双手指分别按顺时针方向按摩婴儿腹部，避开脐部和膀胱。

④四肢与手足：双手抓住上肢近端（肩），边挤边滑向远端（手腕），搓揉大肌肉群及关节；两手指腹从婴儿的手掌面依次推向指端，并提捏各手指指尖，活动关节；下肢与上肢相同，从大腿根向足的方向。足与手相同操作。

⑤背部：使婴幼儿呈俯卧位，两手掌分别于脊柱两侧由中央向两侧滑动，并旋转按压脊柱两侧。

3. 分组实操。

4. 整理用物。

5. 教师做总结评价。

【注意事项】

1. 房间温度要适宜，可播放柔和的音乐。

2. 根据婴儿状态决定抚触时间，避免在婴儿饥饿和进食后 1 小时内进行，最好在婴儿沐浴后进行，按摩时间从 5 分钟开始，以后逐渐延长到 15～20 分钟，每天 1～2 次。

3. 按摩前需温暖双手，将婴儿润肤液倒在掌心，不要将乳液直接倒在婴儿身上。

4. 提前准备好毛巾、尿布以及替换衣物。

5. 手法从轻开始，慢慢增加力度，以婴儿舒服合作为宜。

6. 抚触过程中注意观察婴儿的反应，如果出现哭闹、肌张力增加、兴奋性增加、肤色改变等，应暂停抚触，反应持续 1 分钟以上应停止抚触。

【思考】新生儿抚触的作用及注意事项是什么？

实训项目五　新生儿家庭访视

【实训目的】了解母子健康状况，宣传科学育儿知识，学会指导母亲哺乳、护理、防治疾病，以及如何发现异常。

【实训材料】

1. 基本物品：体温计、血压计、听诊器、手电筒、量尺等。

2. 常用消毒物品：酒精、棉球、纱布、剪刀、止血钳。

3. 隔离用物：消毒手套、口罩，常用药物及注射器。

4. 其他物品：婴儿模型、新生儿体重秤、儿童玩具、母乳喂养和预防接种的宣传材料。

【实训内容】分组练习，情景模拟家庭访视。

【实训步骤】

1. 明确访视目的：明确是初次访视还是连续性访视，方便访视计划的制订。

2. 准备访视物品。

3. 联络访视家庭：具体访视时间原则上需要事先与访视家庭预约，一般是通过电话预约。

4. 安排访视路线：由近到远或由远到近，若有特殊情况按特殊情况安排路线及顺序。

5. 访视内容。

（1）询问：新生儿的出生、喂哺、睡眠情况。

（2）观察。

（3）检查：第一次访视时要对新生儿进行一次全面的检查；每次访视时都要测量体重。检查的重点：新生儿黄疸出现的时间、持续天数、消退的时间；口腔黏膜情况；脐带是否脱落、有无感染等。

（4）指导：合理喂养、新生儿的保暖、日常护理、早期教养和预防疾病和意外的有关知识。

（5）处理：一旦发现有脐带、口腔感染及尿布皮炎等情况要及时处理。

（6）记录：各项体检指标，出现的异常问题以及相应的护理措施。

6. 分组演练。

7. 教师做总结评价。

【注意事项】

1. 着装整洁、态度谦和。

2. 访视时间应在 1 小时以内，避开吃饭时间和休息时间。

3. 注意伦理道德，保守访视家庭的秘密。

4. 明确收费项目与免费项目，不接受礼金、礼物等。

5. 注意安全。

【思考】新生儿家庭访视护理程序和注意事项是什么？

实训项目六　产前检查技能训练

【实训目的】

1. 掌握骨盆外测量的方法及各径线的正常值。

2. 掌握腹部四步触诊法。

3. 培养关心、体贴患者的态度及实际工作中的团结协助精神。

【实训材料】多媒体教学资料、孕妇人体模型、骨盆模型、检查床、骨盆测量器、记录纸、笔。

【实训内容】骨盆外测量和腹部四步触诊法。

【实训步骤】

1. 观看多媒体教学资料。

2. 教师示范。

（1）骨盆外测量：

①髂棘间径：被测量者取伸腿仰卧位。测量两髂前上棘外缘间的距离，正常值为23～26cm。

②髂嵴间径：被测量者取伸腿仰卧位。测量两髂嵴外缘间最宽的距离，正常值为25～28cm。

③骶耻外径：被测量者取左侧卧位，右腿伸直，左腿屈曲。测量第五腰椎棘突下至耻骨联合上缘中点的距离，正常值为18～20cm。

④坐骨结节间径：被测量者取仰卧位，两腿弯曲，双手抱双膝。测量两坐骨结节内侧缘的距离，正常值为8.5～9.5cm。

⑤耻骨弓角度：两手拇指尖斜着靠拢，放在被测量者耻骨联合下缘，左右两拇指平放在耻骨降支上面，两拇指间的角度即为耻骨弓角度，正常值为90°，小于80°为异常。

（2）腹部四步触诊法：

通过腹部四步触诊法可了解胎儿大小、胎产式、胎方位、胎先露及羊水情况等。做前三步检查时，检查者面对孕妇，做第四步检查时面向孕妇足部。

第一步：检查者双手置于宫底，了解子宫外形并测宫底高度，估计胎儿大小与妊娠周数是否相符。然后以双手指腹相对轻推，判断宫底部的胎儿部分，若为胎头则硬而圆，且有浮球感；若为胎臀则软而宽，且形状略不规则。

第二步：检查者双手分别置于孕妇腹部左右侧，一手固定，另一手轻轻深按，两手交替，仔细分辨胎背及胎儿四肢的位置。平坦饱满者为胎背，可变形的高低不平部分为胎儿四肢，有时能感到胎儿肢体活动，更易判断。

第三步：检查者右手拇指与其余四指分开，置于耻骨联合上方握住胎儿先露部，进一步查清是否已经衔接。若仍浮动，表示尚未入盆，若已衔接，则先露部不能被推动。

第四步：检查者左右手分别置于胎先露部两侧，向骨盆入口方向向下深按，再次核对胎先露部的诊断是否正确，并确定胎先露部入盆的程度。

3. 分组实操。

4. 教师做总结评价。

【注意事项】

1. 动作要轻柔。

2. 注意保暖和遮挡孕妇。

3. 测量数据要准确。

4. 妊娠早期妇女不适宜接受腹部四步触诊法。

【思考】

1. 骨盆外测量数值的意义是什么？

2. 腹部四步触诊法的意义和注意事项是什么？

实训项目七　社区慢性病的知识宣教

【实训目的】掌握社区慢性病的三级预防的内容及方法。

【实训材料】教材、PPT。

【实训内容】社区高血压患者三级预防的知识宣教。

【实训步骤】

1. 教师制订社区高血压的三级预防的内容。

2. 学生分组。

3. 小组选题，制订目标、计划，采取情景模拟。

4. 小组做分析评价。

5. 教师做总结评价。

【注意事项】针对不同人群健康教育的注意事项。

【思考】如果你身边有高血压患者，你将怎样进行知识宣教？以小组为单位制作一份社区宣传教育手册。

实训项目八　社区慢性病患者的居家护理

【实训目的】掌握血糖和血压的测量。

【实训材料】血糖仪、血压计、血糖纸、听诊器、乙醇、棉球、一次性采血针、治疗盘、记录本、笔等。

【实训内容】血糖、血压的测量。

【实训步骤】

1. 教师示范。

（1）血糖的测量。

①测量前准备：先将试纸盒中的记忆码插入仪器中并与试纸瓶上的编码核对；将要采血的部位进行消毒。

②采血：选择无名指指尖两侧皮肤较薄处采血，因为手指两侧血管丰富，而神经末梢分布较少。在这个部位采血不仅不痛而且出血充足，不会因为出血量不足影响结果。采血前可将手臂下垂 10~15 秒，使指尖充血，待扎针后，轻轻推压手指两侧血管至指前端三分之一处，让血慢慢溢出即可。成功采血后，用消毒棉球将采血部位按住，以免血液溢出。

③将血糖纸插入血糖仪，读取并记录数值。

（2）血压的测量。

①评估：患者年龄、病情、意识状态、基础血压值及治疗情况；患者自理能力及合作程度；患者被测肢体有无皮肤损伤及功能障碍；患者对血压测量知识的了解程度；患者有无紧张、激动和之前有无运动等可能影响血压测量值的情况。

②准备：护士按要求着装、检查血压计；准备好血压计（检查完好）、听诊器、记录本、笔；保持环境安静、整洁。

③操作程序：

上肢血压测量法：携用物至患者床旁→向患者解释→选择被测量肢体→帮助患者宽松衣袖→暴露患者上臂，使其手掌向上、肘部伸直（偏瘫患者应在健侧上臂测量）→患者取坐位或卧位，使肱动脉与心脏在同一水平（坐位时平第四肋软骨，仰卧位时平腋中线，即"二平位"）→打开血压计开关→驱尽袖带内空气→将平整无褶袖带缠于上臂中部，袖带下缘距肘窝上 2～3cm，袖带松紧以能放入一指为宜→打开水银槽开关，戴好听诊器→一手将听诊器头放在肱动脉搏动最强处并固定→另一手关闭气门向袖带内充气，打气平稳，至脉搏声消失后再使压力升高 20～30mmHg→松开气门，缓慢放气，放气速度以 4mmHg/s 为宜，同时听搏动声并双眼平视观察水银柱下降所指刻度→听到第一声搏动时水银柱读数为收缩压→继续放气，听到声音突然减弱或消失时的水银柱读数为舒张压→取下袖带，排尽余气，整理袖带放入盒内→将血压计盒向右倾 45°，使水银回流入槽内→关闭水银槽开关→协助患者穿衣恢复体位→记录（记录格式为收缩压/舒张压）。

下肢血压测量法：帮助患者取仰卧位或俯卧位、侧卧位→露出大腿部→将袖带缠于大腿下部（下肢袖带比上肢袖带宽 2～3cm）；其下缘位于腘窝上 3～5cm→将听诊器胸端贴放于腘动脉搏动处听诊→其余操作同上肢血压测量法。

2. 分组实操。

3. 整理用物、洗手、记录。

4. 教师做总结评价。

【注意事项】

1. 注意着装和人文关怀。

2. 测量血压时，患者的体位要舒适，情绪要平稳，环境要安静。不要直视患者，以免患者紧张而影响测量准确性。

3. 对需要长期密切观察血压的患者应定时间、定部位、定体位、定血压计进行血压监测。

4. 血压计袖带宽窄、松紧要符合要求。

5. 充气不可过猛，避免水银外溢；放气不可过快，以减少误差。

6. 当血压听不清或有异常时，应分析、排除外界因素。需重复测量时，应将袖带内气体驱尽，水银柱降至零点，稍等片刻后再测量。

7. 偏瘫患者测健侧肢体。

8. 舒张压变音和消失音相差较远时，应同时记录两个数值。

9. 血糖纸和测试针都是一次性的，不能反复使用。

10. 血糖纸应放在干燥、通风的位置，开盖后，最好在 3 个月内用完，以免影响测量结果的准确性。

11. 采血时不要慌张，动作要准、要快。

【思考】对糖尿病、高血压患者应该怎样进行健康指导？血糖和血压的正常值是多少？高血压如何分级？

实训项目九　社区急性事件的处理

【实训目的】掌握心肺复苏（CPR）技术。

【实训材料】CPR 模型、纱布、弯盘、手电筒、笔、护理记录单、表。

【实训内容】CPR 实训操作。

【实训步骤】

1. 观看实训教学视频。

2. 教师示范。

（1）评估现场环境。

（2）判断意识：用双手轻拍患者双肩，呼叫患者，看患者有无意识。

（3）检查呼吸：观察患者胸部起伏 5~10 秒，检查患者有无呼吸。

（4）向路人呼救，拨打"120"急救电话。

（5）判断是否有颈动脉搏动：用右手的中指和食指从气管正中环状软骨划向近侧颈动脉搏动处。

（6）将患者置于硬板床，使其头、颈、躯干、四肢在同一水平线上，双手位于身体两侧，身体无扭曲，松解其衣领及裤带，充分暴露胸部。

（7）胸外心脏按压：于胸骨中、下 1/3 交界处，左手掌跟紧贴患者的胸部，右手叠于左手背上，左手五指翘起，双臂伸直，用上身力量用力按压 30 次（按压频率 100~120 次/分，按压深度 5~6cm）。

（8）开放气道：可采用仰头抬颌法。清理口腔、鼻腔分泌物，取下活动义齿。

（9）口对口人工呼吸：施救者深吸一口气，用嘴向患者嘴部吹气，注意不要漏气，每次送气 400~600ml，连续吹 2 次。

（10）持续 2 分钟的高效率 CPR。以心脏按压时间与人工呼吸时间 30∶2 的比例进行，操作 5 个循环（心脏按压开始，吹气结束）。

（11）判断复苏是否有效：听是否有呼吸音，同时触摸是否有颈动脉搏动。

（12）复苏完毕进行下一级生命支持。

3. 学生分组实操。

4. 整理用物、洗手、记录。

5. 教师做总结评价。

【注意事项】

1. 胸外心脏按压时要确保足够的频率和深度，每次按压后要让胸廓充分回弹。

2. 按压动作一定要标准，复苏过程中尽可能不中断胸外心脏按压，以确保复苏成功率。

3. 人工呼吸时送气量不宜过大，以免引起胃胀气。

4. 胸外心脏按压只能在患者心脏停止跳动时才能施行。

5. 口对口吹气和胸外心脏按压应同时进行，严格按吹气和按压的时间比例操作，吹气和按压的次数过多和过少均会影响复苏的效果。

【思考】CPR 成功的指标是什么？其注意事项有哪些？

主要参考文献

［1］黄萍.社区护理学［M］.镇江：江苏大学出版社，2018.

［2］王利群，刘琼玲.社区护理学［M］.北京：科学出版社，2018.

［3］李春玉，姜丽萍.社区护理学［M］.4 版.北京：人民卫生出版社，2017.

［4］李玉红.社区护理学［M］.北京：中国医药科技出版社，2016.

［5］沈翠珍，王爱红.社区护理学［M］.3 版.北京：中国医药科技出版社，2016.

［6］刘晓英，齐玉梅.社区护理学［M］.武汉：华中科技大学出版社，2016.

［7］郑翠红，刘勇.社区护理学［M］.北京：中国医药科技出版社，2015.

［8］李春玉，王克芳.健康教育［M］.北京：北京大学医学出版社，2015.

［9］杨慧民，余小萍.全科医学［M］.北京：人民卫生出版社，2015.

［10］姜丽萍.社区护理学［M］.3 版.北京：人民卫生出版社，2014.

［11］陈长香，王强.老年护理学［M］.2 版.北京：人民卫生出版社，2014.

［12］包家明.护理健康教育与健康促进［M］.北京：人民卫生出版社，2014.

［13］苏振芳.人口老龄化与养老模式［M］.北京：社会科学文献出版社，2014.

［14］王惠珍.急危重症护理学［M］.3 版.北京：人民卫生出版社，2014.

［15］谢幸，苟文丽.妇产科学［M］.8 版.北京：人民卫生出版社，2014.

［16］李培林，陈光金，张翼.社会蓝皮书：2015 年中国社会形势分析与预测［M］.北京：社会科学文献出版社，2014.

［17］陈长香，冯丽娜，李淑杏，等.家庭及社会支持对城乡老年人心理健康影响的研究——以河北省城乡老年人调查为例［J］.医学与哲学，2014，35（2A）：30－33.

［18］中国慢性病防治工作规划（2012—2015 年）［EB/OL］.［2012－05－21］.http：//www.nhc.gov.cn/wjw/gfxwj/201304/b8de7b7415ca4996b 3567e5a09e43300.shtml.